「本当の自分」に気づいて、「自分らしく」生きるための

こころの鏡の法則

「こころの鏡の法則」こころリカバリーセンター所長
畔津大輔
Daisuke Azetsu

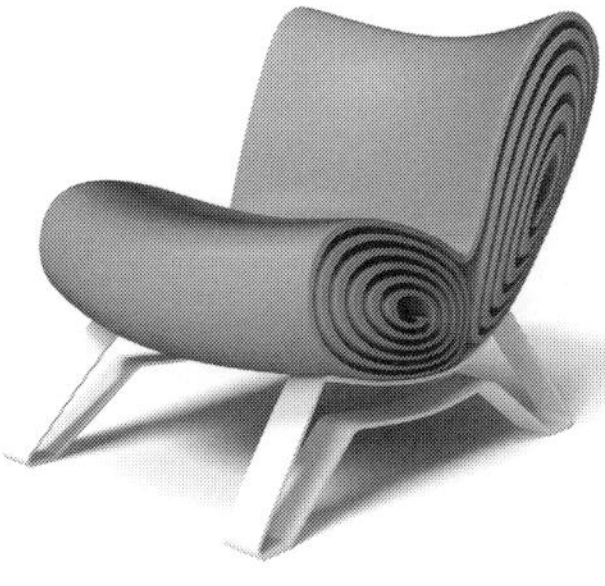

フローラル出版

装丁／神長文夫＋松岡昌代（WELL PLANNING）
ブックデザイン／坂入由美子（WELL PLANNING）
編集協力／尾崎克之

プロローグ

人間関係や将来の悩みが消える、こころの鏡の法則

親と子、友人、上司・部下などの人間関係の悩み、仕事をはじめとする将来の悩み、そしてまた、新型コロナウイルス禍《か》で湧き起こった社会生活全般に関する不安感など、今ほど「こころの悩み」がつきまとう時代はないかもしれません。

厚生労働省が行った調査によると、精神疾患などにより医療機関にかかっている患者数は、近年大幅に増加しています。

平成26年は392万人、平成29年では400万人を超えています。また、日本における気分障害の患者数は、平成11年には44・1万人でしたが、14年には71・1万人、

20年には104・1万人と著しく増加しています。おそらく現在、その数字はさらに大きくなっていることでしょう。

しかし、このことを私は、それほど心配するようなことではないと考えています。なぜなら、「こころの病《やまい》」と思われているものは、実は病気ではないからです。

この本の主題となることですが、一般的に精神病などと呼ばれているものも含め、そういったものは病気などではなく「こころのあり方」の問題です。治したり治されたりするものではなく、自分で選択していくものだというのが私の考えです。

良い「こころのあり方」を選択して、その方向に進めば「こころの病」は解消します。そして、良い「こころのあり方」を選択するために必要なのが、本書でお話しする〝こころの鏡の法則〟です。

では、こころの鏡の法則とはいったい何でしょうか。

この本では私の実体験を通じて得ることができた、その法則について解説します。

ここでは「身のまわりに起こる出来事は、すべて自分のこころのなかを映し出す鏡である」とする法則、とだけ申し上げておきましょう。

つまり「良いこころのあり方は、自分でつかみ取ることができる」ということなのです。

私は、福祉業界に携わり、精神疾患を持つ人たちの当事者自身による回復への取り組みを応援する自主団体「当事者リカバリーネット」の主宰《しゅさい》を経て『「こころの鏡の法則」こころリカバリーセンター』を設立。現在、その所長として「こころの鏡の法則」ならびに、こころの回復のための「コア覚醒プロセス」の研究と確立、およびその普及にあたっています。

そして、これら「こころの問題」についての取り組みは、すべて私の実体験がもとになっています。

「逃げること」を許してあげよう

私はかつて、10年以上を「てんかん発作を持つ人間」として生きてきました。てんかんの発作を初めて起こしたのは、小学校5年生のときです。体育の授業中だったと思います。体育館でドッジボールをしていたときのことでした。

前触れはありました。今思えば〝恐怖〟と言ったほうが正しいかもしれません。そのときは、何か得体の知れない不快感に襲われて、ドッジボールの試合から外してもらいました。そして、しばらく様子を見るつもりで腰をおろしていた体育館の片隅で、全身にけいれんが走り、初めててんかんの発作を起こしました。

てんかんの発作とはその後、15年間つきあうことになりました。

のちほど触れることになりますが、就職面接の控室で発作を起こしたこともあります。また、仕事中に発作を起こし、勤めていた会社を退職せざるをえなくなったこともあります。

てんかんは神経の作用によって起こるものです。

なぜ私がてんかんの発作を持つようになったのか——、そこが問題なのです。

私が、てんかんの発作を持った理由、発作が起こらなくなった理由を見つけるまでには約20年の時間と経験が必要でした。


今言えるのは、私にてんかんの発作を起こさせていたのは、「こころの病」という逃避の癖でした。私の概念では、「こころの病」は「逃避術」です。

みなさんも多かれ少なかれ日頃生活しているなかで、あらゆることから逃げたくなることがあるのではないでしょうか。

私の場合には、それが日常的にありました。過去の私は「ものごとから逃げる」ということを自己のなかで許していませんでした。

しかし、〝逃げる〟という選択を自己のなかで許せるようになったとき、初めて自分自身のことを真っ直ぐに見ることができるようになり、この逃避術を認めることができるようになったのです。

自分のなかに禁止事項を持つと、ものの見方が歪みます。

逃げることを許していなかった頃の私は、人生から逃げる選択を「病の発症」というかたちで正当化できるように使っていたのです。

*

「こころの病」とともに生きてきたその時間と経験があってこそ、今、私は「人はどうしたらもっとよく生きられるか」「どうしたらもっと楽に、幸せに生きられるか」ということが明確にわかってきました。

「こころの鏡の法則」は、こころの病を消し去り、人を幸せに導く実践テクニックです。少しでも多くの人たちが、少しでも早く笑顔を取り戻すことができることを願ってこの本を書きました。

畔津大輔

こころの鏡の法則

目次

第2章

親子関係からみる「こころの病」

——「本当の自分」の見つけ方

第3章

「こころの鏡の法則」で幸せをつかむ
――「本当の自分」の育て方

最終章 「こころの鏡の法則」、そして「愛」へ
——愛のエネルギーを高める考え方

序章

「こころの病」は存在しない!?

「こころの病」は「病気」ではない

Mirror of the heart 01

「病気」はとても便利なものです。

何かうまくいかない、生きづらい、幸せを感じない。「それはなぜ?」と考えたときに、私たちは、つい「病気」のせいにしてしまうことが多いのではないでしょうか。

「病気だから、仕方ない」「病気だから、治さなければいけない」……とすべてを〝外〟の問題にしてしまう。

しかし、問題があります。それは、自分のなかの「潜在意識」はすべてを知っているからです。

病気にして騙《だま》せているのは「顕在意識」までです。すべてを知っている「潜在意識」は、病気ではないことをわかっています。

この状況が続くと、顕在意識と潜在意識の間に乖離《かいり》が発生して、自分のことがわからなくなったり、自尊心を大きく下げてしまうことになります。

「病気」や「逃避」が悪いとは思いません。疲れたら休めばいいし、嫌なら逃げればいい。でも、自分のことがわからなくなったり、自尊心を下げてしまうことは、その後の人生のあらゆるところで悪影響を及ぼします。

私が今までの経験と研究から気づいたことは、一般的に「こころの病」と考えられているものは「病気」ではない、ということです。

結論から先に言えば、「こころ」の「病気」というもの、あるいは「精神病」や「精神障害」と呼ばれているようなものは存在しません。

これについては少し、説明が必要でしょう。

「存在しない」と言ったところで、世の中（社会）はそう簡単には認めません。現実に「精神病」や「精神障害」の治療を行う病院もあれば、医療関係者も存在します。

しかし私は、生きるということを「こころの次元」「魂の次元」で考えています。

私自身の過去の体験や、あらゆるこころの病の症状、定義、歴史、治療方法、治り方などを見てきて、「こころの病は存在しない」という世界観のなかで生きていくことを決めたということです。

私たち一人ひとりの「こころの力」は無限大です。科学の力で調整できるようなものではなく、より大きな可能性が秘められたものなのです。

そして、人それぞれの「こころ」の「あり方」は自由です。人の数だけ「こころのあり方」があります。そして私たちは、その「こころのあり方」を選ぶことができます。「こころ」は、治したり治されたりするものではありません。自分の意思で、自らが決めていくものなのです。

こころの病は存在しないという世界観のなかで生きていくことを決める

Mirror of the heart 02

シンプルなところに「核心」がある

私は1986年に、大分県大分市に生まれました。2歳のときに父親の仕事の関係で宮崎に移り10年を過ごし、その後鹿児島に移って、そこで思春期の6年間を過ごしました。大学は東京で、その後また九州に戻って今に至ります。

私は常にてんかんの発作と背中合わせで生きてきました。傷つくことが怖いという意味で、「こころ」というものには常に敏感でした。

しかし、この頃の私は「こころ」を大切にする方法も知らず、気にすることもありませんでした。そして自身の「こころ」を無視し続けた結果、病気にもなり、どんどん自分のことがわからなくなり、自尊心を下げていきました。

「こころ」を大切にすることを始めたのは、25歳を過ぎた頃からです。年代でいうと、2012年までの約25年間は自身のこころをおろそかにして、病を利用しながら逃避の人生を送っていました。そのためどんどん自分のことがわからなくなっていました。

2013年からこれまでの8年間は、こころを大切にしながら、自己と向き合いながら本当の自分を取り戻してきているといったところでしょう。

2013年からは、精神保健福祉士の資格を取得し、てんかんの病気を理解してもらうための啓発活動、精神障害者支援の仕事を始めました。

2015年には「当事者リカバリーネット」という団体をつくり、独自の活動も始めました。法律によって精神科病院をなくしたイタリアにも、地域支援の視察のため足を運びました。当事者と一緒に生活するシェアハウスも行いながら、精神病に対する根本を探り続けてきました。

振り返ると、2013年以来やってきたこの活動は「こころの病は存在しない」ということを確信するためのプロセスでした。

そして、はっきりとそれがわかったのは、元号が「令和」に変わった2019年のことです。ものごとの核心にたどりつくまでに、初めての発作から20年以上の歳月が経っていました。

私が発作を起こしたのは、自己を抑圧して生きることの限界に達したからです。

幼少期の私は、本心をどこまでも抑圧していました。そして、両親の期待に応える代わりに、「てんかん発作を定期的に起こすことで、両親の愛情を獲得していった」のです。

てんかんの発作を起こすたびに両親はもちろん、周囲の人々が助けてくれました。

しかし、大人になり職場で発作を起こして退職することになった私は、初めて「病気」になっても助けてもらえないことを知りました。私の「潜在意識」がそのことを初めて知ったのです。

この、潜在意識が重要なのです。潜在意識レベルで得たものは自分のものになるからです。

退職後しばらくして、私はある女性と出会いました。そして、今度はてんかん発作ではなく、「恋人に依存することで自分を保つ」ことを潜在意識が知ることになったのです。

やがて、その女性は私のもとを去ります。その後、このことを受け入れられない私はうつ状態に陥りました。しばらくそのことに悩み、苦しみましたが、そのうつ状態を最後に逃避癖をこころの病にする私はいなくなりました。

自らの人生を自己責任で歩む――ということを覚悟したのです。それは２０１３年のことでした。

令和元年（２０１９年）になって私は、両親と話をしました。なぜ発作が起きたのか、私の考えを両親に話し、両親に謝罪しました。

両親との対話に至る経緯についてはのちほど詳しくお話ししますが、今後も決して発作は起こらないと確信したのはこのときです。

この両親への謝罪を通して得た感覚こそが、「潜在意識レベルで過去の私の逃避人生を許せた」という感覚です。

初めてのてんかん発作から、それをずっと病気であると思っていた顕在意識と、逃避であることを知っていた潜在意識のズレが解消され、つながったのです。

話がシンプルすぎると思われるかもしれません。しかし、これは事実です。

答えは、実にシンプルなところにあったのです。シンプルなだけにかえって見つけにくく、見つかりにくいものでもありました。その答えの見つけ方と使い方をこれからお話ししていきたいと思います。

自らの人生を自己責任で歩むことを覚悟する

病気を整えることは、現代医療では不可能!?

Mirror of the heart 03

２０１５年に立ち上げた「当事者リカバリーネット」の活動の一環として、私は２０１７年、イタリアへ視察に行きました。

イタリアは精神科病院がなく地域支援が主流の国です。

精神科医のバザーリアを中心とした運動で、１９７８年に新しい精神保健の法律ができ、精神病院は閉鎖される運びとなったのです。

ちょうど、その頃の日本では、どんどん精神科病院が増えていた時代です。

私は、日本とは真逆の政策がなされたイタリアを見たいと思っていました。

トレントとトリエステの精神保健局を中心に、地域の取り組みなどを視察しました。

地域で当事者が生き生きと自身の体験を紹介する機会があり、地域で生活するための制度が整っていることは新鮮でした。私たち訪問者に対してのおもてなし精神も素晴らしく、支援者側から利用する側にまで横の関係が築かれており、とても暖かく穏やかな気持ちになりました。

＊

私は帰国後、生活モデル中心に精神病問題を解決する成功モデルをつくりたいと考えて、シェアハウスをやってみることにしました。

そして男性2名と女性2名と私とで、一定期間の期限付きで生活を開始しました。

このシェアハウスでの生活は、「何かを支援する」というものではありません。

「一人で考える時間をつくるためのプライベート空間を用意する」ことが、テーマでした。

大切にしたことは次の3つのみです。
・プライベートを守り自他の境界線を引くこと
・自己選択、自己決定、自己責任で生活すること
・こころを大切にすることを呼び覚ますこと

結果は予想通りで、自由なプライベートさえ守られれば症状は現れませんでした。メンバーは、仕事に就いたり、自身の新たな課題に向き合うため、順番にシェアハウスから出ていきました。複数の病名をいただいている方でも、シェアハウスではほぼ症状は現れませんでした。

*

このイタリア視察とシェアハウス体験は、「病気を整えるのは医療ではない」という考えを強化する体験になりました。

ただし、「こころの病」というものを根本から問題解決するのは何なのか、はっきり自信を持って見つけることはできていませんでした。「当事者リカバリーネット」を一旦休止し、シェアハウスも解散し、『「こころの鏡の法則」こころリカバリーセンター』を立ち上げたのはそれが理由です。

病気を整えるのは医療ではない

Mirror of the heart
04

「こころの病」は「治す」ものではなく、「やめる」もの

私が見つけたシンプルで大切な答えは、次のひとことに尽きます。

「一人ひとりが自己の幸せを追い求め続ければいい」

あたりまえのように聞こえますし、あまりにも抽象的で、とらえどころのないことのようにも聞こえます。でもこれが答えなのです。

どのようなことをするのが、「一人ひとりが自己の幸せを追い求め続ける」ということになるのか。それをこれからじっくりお話ししていきたいと思います。

「一人ひとりが自己の幸せを追い求め続ける」という姿勢を貫かないと、私たちは「病気」と呼ばれる状態に追い込まれていきます。「一人ひとりが自己の幸せを追い求め続ける」という姿勢を貫かないから、自分ではない他者に不満を持つことになったりするのです。また対人トラブルなども発生し、さまざまな社会の問題も生まれてきます。

「こころの病」は病気ではないということに気づき、「一人ひとりが自己の幸せを追い求め続ける」という方向へ向かうことを、私は「コア覚醒プロセス」と名づけています。

そして、「コア覚醒プロセス」を追求していくなかで、私には次のようなテーマが見えてきました。詳しい説明は第三章で行いますが、ここではキーポイントだけを箇条書きにしておきましょう。

「ものごとはすべて表裏一体」

「自己のこころと身体がなにより大切」
「自己を愛することは、周囲や社会を愛すること」
「自己が人生の主役」
「自分が変わると、周囲も変わる」
「思考の歪みを整える」
「言葉を変えていく」
「欲望を素直に解放する」
「オリジナルの世界観を創造していく」
「これまでの自分を常に疑う」

今はまだ、どういうことかわからないかもしれません。
ですが、この本を読んでいくうちに、列記した一つひとつが腑《ふ》に落ちてくるのではないかと思います。

「こころの病」は、「治す」ものではありません。

まず、「こころ」が「病気」であると思うこと、そして、病気であるとしてふるまうことを「やめる」のです。

私には「病気である」ということをかえって自分の生活の拠《よ》り所にしてしまっている人が多いように思えます。

私もかつては、そのようにしていたので気持ちはよくわかります。15年間も逃避していた私は、病気に浸ることを決して悪いことだとは思っていません。

しかし、「病気をやめて」生きることのほうが楽しいはずです。


私はてんかんの発作を持ち、人のこころというものに強い興味を持ちました。発作の背景には何があるのかを考え続け、精神障害の現場でも仕事をしてきました。

「コア覚醒プロセス」の追求は、すべて「私自身が私自身の幸せを追い続ける、私が主役である幸福な人生の一つの通過点」の連続でした。

それはこれからも続きます。

こころの問題というものに直面したことはないという方もいらっしゃるかもしれません。「うつ」という状態を知らない方も多いでしょう。

でも、もっと幸せになりたいとは誰でも考えるでしょう。職場の人間関係や親子関係に悩んでいるという方もいらっしゃるでしょう。それは、やはり自分自身の「こころ」の問題なのです。

この本が、みなさんが「幸せ」ということを考えるときの参考になれば、そしてみなさんがもっと幸せになることに少しでもお役に立てればと思います。

一人ひとりが自己の幸せを追い求め続ける姿勢を貫く

第1章

「私は病気」という大きな思い込み

――「こころの病」はとてもシンプル

病気に対する意識が世界一高い国、日本の問題点

Mirror of the heart 05

普段、生活していて、何だか病気の話に触れる機会が多いなと感じることはないでしょうか。

雑誌や新聞、特にテレビの番組は病気の話ばかりだなと思うことがしばしばです。

ちょっと調べてみました。2020年のはじめには、テレビドラマだけで『トップナイフ —天才脳外科医の条件—』（日本テレビ）、『恋はつづくよどこまでも』、『病室で念仏を唱えないでください』（TBS）、『病院の治しかた～ドクター有原の挑戦～』（テレビ東京）、『アライブ がん専門医のカルテ』（フジテレビ）、『心の傷を癒すということ』（NHK）と、なんと週に6本もの医療系ドラマが放送されていました。

これは、かつてなかったほどの数の多さだそうです。毎朝、毎昼、毎夕、放送されるワイドショーには必ず健康維持のためと称して病気の話が出てきます。ＮＨＫの長寿番組『ためしてガッテン』をはじめ、医療・健康の特集番組も毎日必ずといっていいほど放送されています。

テレビや雑誌や新聞に、医療関係の情報がこれほど多いのは、それだけ多くの人たちが病気というものに関心を持っているからなのでしょう。

テレビやラジオでは薬のＣＭがひっきりなしに流れています。そして、街を歩いているとドラッグストアがたいへん目につきます。現在、全国にコンビニの数は約５万５０００軒です。そしてドラッグストアを含めた薬局の数はそれよりも多く、約５万８０００軒あるそうです。

また、日本の病院の数は、約８５００施設です。これは国際機関・経済協力開発機構（ＯＥＣＤ）の調査によれば、世界一です。

しかも、だんとつトップの第１位です。第２位はアメリカで、約５５００施設ですから。

日本と人口がほぼ同じ国としてはメキシコがありますが、メキシコの病院数は約4500施設で世界第3位。人口約3億3000万のアメリカと比べてみればメキシコはたいしたものですが、それ以上に日本は病院の多さにかけては驚異的な数を誇る国なのです。

そして日本には、世界に冠たる国民皆保険制度があります。これは世界保健機関(WHO)から世界最高の制度と評価されているほどです。

まさに日本は、病気というものに対する意識が世界一高い国と言えるでしょう。

＊

日本は病気というものに対する意識が、世界一高い国だということはけっこうなことかもしれません。

しかし私は、ここにも大きな問題があるのではないかと考えています。

インターネットなどを通じて、これだけの大量の情報があるなか、病気というものに対応する大量の店舗、病院をはじめとする大量の医療施設に囲まれている環境で私たちは暮らしています。

すると、どういうことが起こるでしょうか。

身体や精神状態が少しでも普段と違うようなところがあれば、「病気かもしれない」と考えるようになります。

あの番組では、あんなことを言っていた。こんな薬が新しく発売された。病院にこんなパンフレットが置いてあった。私にあてはまるところはないだろうか……。

すると、ドラッグストアに行って薬の箱の裏書きを見て、今の自分の状態に合う病名を探すようなことになります。そして病院へ行って診察してもらえば、たちどころに医師が病名を与えてくれます。

病気というものがあるのはあたりまえのこと。私たちは多かれ少なかれ、みんな病気持ちだ――。国民全体がそう思っているのが今の日本ではないでしょうか。

世界一健康意識の高い国といわれる一方で、「私たちはみんな病気持ちだ。だから、治さなければいけないし、医学の力を借りて治してもらわなければならない」と洗脳されてしまっている。つまり、みんながみんな、「病気である」というマイナスのスタートラインに立ってしまっているのです。

自分のなかにマイナスのスパイラルができあがってしまい、そこから抜け出せないでいる……。

そうして、幸せというものへ向かうことができない人たちが今、とても大勢いるような気がします。

自分のなかのマイナスのスパイラルから抜け出す

Mirror of the heart 06

忘れられている、「自然治癒力」を取り戻す

何をいちばん言いたいかと言えば、私は、今の社会にこんなに病気というものが溢れているのは、「自然治癒力《ちゆりょく》」ということにあまり関心がおかれなくなったせいではないかということです。

一人ひとりが、人間としての自分の可能性に対する信頼を失っている、と言ったほうがいいかもしれません。

普通、自然治癒力というのは、誰もが生まれながらに持っている、医師や薬に頼らなくても病気やケガを治す力や機能のことです。

この意味での自然治癒能力があまり信じられていない、または意識が低くなってしまっている……。だから今、私たちの身のまわりは病気の情報で溢れかえり、ドラッ

グストアや病院がたくさんあるのだと言えないでしょうか。

人間の自然治癒力をもっと意識して、もっと高めることができれば、ここまで病気が社会に溢れるものではないと思います。

ただし、私が考えている自然治癒力というのは、一般的なものとは少し違います。私が考える自然治癒力は、もっと根源的なものです。それは、「自然の流れに従えばいい」ということです。

自分は今どうしたいのか、何をしたいのか。自分の欲望を聞き、欲望を成長させることが自然治癒力につながります。自分が今欲していること、つまり今の自分の需要に逆らうのではなく、自分が思っていることを素直に認めてあげるということです。

自分は今どうしたいのか、そうした自分の需要をまっすぐに、自由に感じることができれば、何かが足りないという「欠乏感」は消えていきます。それによりマイナスの地点から、少なくともプラマイゼロの地点にスタートラインを戻すことができます。

もちろん、何の欲望も持ちたくないという人もいるでしょう。でも、この無欲という考え方も実は欲望だと私は考えています。

本当に欲しいもの、実現したい目標に気づいて、それに素直になることから、本当の自分自身の幸せへの「導き」ということが始まります。

こころのなかに流れてくる欲望に気づいて素直になれば、「執着」というやっかいなものも自然に消えます。

執着とは、ものごとが思うようにならないことについて、自分がダメだからと自身を卑下《ひげ》してしまうことです。そのために無理にがんばりすぎて、悩んでしまうのが執着です。まさにこれはマイナスのスタートラインです。

「こうしたいんだな」と思っている自分を、まず素直に認めてあげましょう。欲望に素直になって、それがこころのなかに自然と流れていけば、執着というものに引っかかることもなくなります。

難しいことではありません。自分自身のこころの声を素直に聞いて、「できる・できない」はその先のことにして、自然の流れに従って、目の前の仕事や生活を淡々とこなしていきましょう。

自分の欲望を認める、でもその実現には期待しない。そういう姿勢で生活していくうちに、人生は自分が夢みているように変わっていくはずです。

身体に良いものを食べたり、生活習慣を整えたりして改善を促すことを「根本療法」と言いますが、私は自然の流れに従うことこそが現代社会にいちばん必要な根本療法だろうと考えています。

もちろん、傷を治したり痛みをやわらげたりする「対症療法」も世の中には必要です。問題なのは、今は対症療法ばかりが意識されすぎていることです。

根本療法と対症療法の、バランスを取ることが重要です。

自然の流れに従って目の前の仕事や生活を淡々とこなす

Mirror of the heart 07

「葛藤処理」と「こころの病」

「こころの病」ということの根本を、もう少し考えてみたいと思います。

私の考えをくり返し述べれば、「こころの病」は「病気」ではありません。「こころの葛藤処理」をしないから起こる「現象」にすぎません。これが「こころの病」の根本です。

では、処理しなければいけない「葛藤」とは何でしょうか。辞書を見ると、いがみあいや対立、相反する感情に迷うこと、などというふうに説明されています。

評論家で早稲田大学名誉教授の加藤諦三さんという方がいらっしゃいます。

加藤諦三さんは、心理学、精神衛生学の専門家としてよく知られています。『自分に気づく心理学』や『自分のうけいれ方』（ともにＰＨＰ研究所）など、たくさんの著書があります。私も、加藤諦三さんの書かれたものから「葛藤」について多くのことを勉強させてもらっています。

たとえば、過保護や過干渉に育てられた子どもは、どうしても両親のことを優しい親だと思いたがります。そう思わなければ不安で生きていけないのが過保護に育てられた子どもの特徴です。

しかし、親は時には厳しくならなければならない瞬間があります。親のほうではそんなつもりではないのに、そうした態度を子どものほうでは、「今日はなんだか冷たい」と受け取ってしまう場合もあります。

両親に対して、「愛されている」という慕う気持ちと、「愛されていないのではないか」という不信感の両方が生まれます。これが「葛藤」です。

特に、母親に対する慕う気持ちと不信感の葛藤はこころの土台を揺るがせ、日常生活における不安の元になります。そうした不安を抱えていると母親以外の人、いわゆる他人と信頼関係を結ぶ能力を害してしまいがちです。

なぜなら実際の親とは違う、自分で理想化してしまった親という幻想にしがみついているので、親以外の人間に対しても幻想を持ってしまうからです。

この不安は、親というものを客観視して、葛藤を超越することができなければ、本質的にはなくなりません。

葛藤を解決することができないでいると、結婚してからパートナーとうまくいかないというケースがよく起こるようです。こうあって欲しいという期待で相手をイメージしてしまうので、パートナーをありのままに評価できないのです。

公平なことでも不公平だと感じてしまう。これは、いわゆる不安神経症の人たちによく見られる特徴です。

これには、「自責型」と「強要型」の2つがあります。ひたすら自分を責めてしまって一人思い悩むのが自責型。もっと大事にしてほしい、自分に関心を持ってほしいという要求が通らないと相手に非難を向けるようになるのが強要型です。相手の罪悪感を刺激して愛情を求めるようになってしまうのです。

いじめやDV（Domestic Violence＝家庭内暴力）、パワーハラスメントをはじめとするさまざまなハラスメント（harassment＝いやがらせ）、一部の暴力事件や殺人事件はこうして起こることが多いようです。

他人を攻撃すること、あるいは他人に好意を強要することで自分の立場を守ろうとする人のまわりには、自然に「こころの病」を抱えた人が集まってきてしまう傾向があります。

そうして集まってきた人たちは、不快なものをドサっと捨てていきます。まさに悪循環なのです。

親という存在を客観視して葛藤を超越する

Mirror of the heart
08

「ありのままの自分」でいるために

実際の自分とあるべき自分をどう扱うか。これも葛藤です。これが不安の元になります。

平静を装ってみたり、他人に対して虚勢を張ってみたところで、こころの底の底にある潜在意識は実際の自分というものを知っています。そこで葛藤が起こるのです。自分の周囲の人に対して、結局は自分の潜在意識にある「実際の自分」が反応してしまいます。それが結果的にいいようになるか、まずいことになるかなのです。

病気ではないのです。どんなに実際の自分を否定しようとしても、否定しきれるものではないということです。否定しようとすればするほど矛盾が起こります。執着が生まれてしまうのです。

私たちは結局、ありのままの自分でいるより仕方がないのです。またそれでいいのです。

「潜在意識でわかっている実際の自分は、こういうときにはこういうふうにする自分なのだ」ということを知って、それを認めてあげよう、ということです。

まわりの人がそれを拒絶したら、それは放っておきましょう。他者に固執している限り、いつまでも不安から解放されることはありません。

他人は決して「ありのままの実際の自分を嫌ってはいない」と考えてください。まわりの世界は、時に私たちが感じるほど敵意を持って見てはいません。

問題はそのことを信じ切れるかということです。つまり、こころの「あり方」の問題なのです。

「ありのままの実際の自分は他人に嫌われている」と感じている限り、どうしても他人に対して身構えてしまうということが起こります。

子どもの頃に自己を愛する能力のない親に育てられた人は、自分は他の人から嫌われていると思ってしまう傾向にあるようです。そういう人は、親の目で、親の立場に立って、自分を見るようになります。そして、いつの間にか自分でも自分が嫌いになってしまいます。

でもこれは、「愛する能力のない人に育てられたから、自分は嫌われていると思っている」ということにすぎません。

愛する能力のある人ならば、実際の自分をそのまま愛してくれるのです。まわりの世界は決して敵意に満ちたものではありません。

「ありのままの自分を嫌ってはいない」ということを知って、マイナスのスタートラインを元のニュートラルなこころの状態に戻しましょう。

ありのままの実際の自分はけっして他人に嫌われていない

Mirror of the heart
09

「成長する道」を選ぶことが、本当の勇気

「こころの病」は「現実に直面する勇気の欠如から生まれる」とも言えます。

この「勇気」とは何でしょうか。

葛藤というものは誰にでもあるものだということを理解し、葛藤を解決しながら成長する道を選択する、これが「勇気」です。

本当の自分はどんな自分なのだろうか。どのように生きていきたいと考えているのだろうか。私たちは、ことあるごとにそんなことを考えます。そして時に落ち込み、時に奮《ふる》い立ったりします。そうした「自我価値の崩壊」を繰り返しながら私たちは生きています。

私たちは、自我価値の崩壊を繰り返し、時に思い悩んで苦しくなるというリスクを

とりながらでしか自分自身になることはできません。

つまり、自分自身になるということが人間の本当の使命なのです。それをしっかりと認識して、そうやっていこうと決意することが「勇気」です。

現実に向き合いましょう。

責任転嫁をやめましょう。

理屈をつけて合理化するのをやめましょう。

他人を攻撃したり抑圧したりして、問題を置き換えてしまうことをやめましょう。

結果的に解決できたかできなかったかは、さほど重要ではありません。

葛藤に直面して、解決を求めて行動するその「勇気」自体が、こころの自由とこころの力になるのです。

現実に向き合い自分自身になる勇気を持つ

Mirror of the heart
10

根本的な「解決」を怖がらない

人はなぜ権力や名声を追求するのでしょうか。そんなことには興味がないという方もいるでしょう。

権力や名声を追求する人は、自分を守ってくれるものとは、つまり保護や安全を与えてくれるのは、他を圧する「力」であると考えています。

でも、この考え方は間違っています。私たちに保護と安全を与えてくれるのは「力」ではありません。

ありのままの自分を認める。そして、なりたい自分に向かって、人生に課された問題を一つひとつ解決していこうとする。この生き方そのものが私たちに保護と安全を与えてくれるのです。

私たちは、得てしてこの「解決」ということを怖がります。「こころの病」というのは、こうした解決を求めずに、慰めを求めている状態のことでもあるのです。

そして、だんだん自分の問題を解決してくれる人を遠ざけるようになります。すると、まわりには不誠実な人が集まり、不快なものが捨ておかれていくばかりになる悪循環を生みます。

本当は「そのままで価値がある」のに、「私はそのままでは価値がない」……。多くの人はそう考えているのではないでしょうか。

それはもしかすると、親から心理的に自立することができていない、ということかもしれません。

親というものは子どもに対して、ああしなさい、こうしなさいと時にうるさく言うのが仕事です。ただ、こうしたことを通して、「私はこのままでは価値がない」という自己イメージをつくり上げてしまっている可能性があります。

私たちは、「あのときに自立に失敗した」とか、そういったことはほとんど意識していません。でも、それを〝意識化する〟ということは苦しいことではありますが、救済につながります。

「私はそのままでは価値がない、というイメージができた原因を認識する」ということは、「自分という現実に耐えられない人間」から「耐えられる人間」に成長するプロセスです。

辛い部分を探ることになるかもしれませんが、苦しみの克服という試練は、やはり人生には不可欠なのです。

「私はこのままでも価値がある」

心理的健康な人、心理的不健康な人

Mirror of the heart 11

葛藤処理ができないと、人間関係がうまく築けないということがよく起こります。あえて「心理的不健康な人」と言っておきますが、そういう人たちは「心理的健康な人」と一緒にいるのがきつくなるのです。

心理的健康な人は、問題の解決に現実的な努力をします。

心理的不健康な人は、そうした努力は辛いので逃げようとします。

心理的健康な人は、「解決しようとしないで、ただ嘆いている人」と一緒にいようとは思いません。こうして人間関係は、どんどん偏っていきます。

「心理的不健康な人」は、「心理的不健康な人」とだけの人間関係ができていきます。しかし、そこでは葛藤処理という解決が見えることはないので、将来的な展望はひらけません。生きていて楽しいと思うこともなくなってしまいます。

人間関係が楽しくないと、人生に意味が見いだせなくなり無力感が強くなります。時が経てば経つほど、心理的不健康な人の依存症的人生と、心理的健康な人の自己実現している人生とは、まるで違ったものになっていきます。

こころの葛藤も、虚無感も、そのままに感じることがいちばん大切です。そのままの本当の感情に対して、防衛することなく、人生の虚しさをそのままに感じるということが大切なのです。

人生は虚しいということを感じきること、つまり人生の虚しさを受け入れることで先に進むことができます。


ここまで、葛藤処理はなかなか辛いことだという話をしてきました。

自己の成長の苦しみなしに幸せになれることはないということなのですが、これはよく考えみれば実にあたりまえのことです。

このあたりまえのことが忘れ去られて、幸せを求める道筋を私たちが見失いかけている責任の一端は、やはり世の中（社会）にあるように思います。

苦しみなしに幸せになれる――。そういう錯覚を与えたのが、今の消費社会、消費文化ではないでしょうか。

消費第一で、ものが売れればいい。ものを売ることが絶対的な価値で、そのためならどんなメッセージも許されるというのが消費文化です。

「楽しければそれでいい」というのが、そのメッセージの最たるものでしょう。

消費社会は誤ったニーズをつくり出しました。消費文化は「あなたは厳しく辛い試練に耐えなくても幸せになれますよ」という幻想をふりまきました。

そしてまた、消費者社会は消費第一のメッセージや思想をふんだんに取り入れて、「モノ」に限らず、さらに便利でエモーショナルな商品を生み続けていきます。

生きるのに必要ではないどころか、実は、有害なものでさえ「必要なもの」と思いこませます。

楽なほうへ楽なほうへといくことによって、失ってしまう大事なものがあります。

自分のこころの葛藤は、それを明らかにして解決していこうとするのではなく、思いやりや配慮や、愛情と称して、つまり消費文化の理屈をつけてごまかして合理化するほうがはるかに楽です。

しかし、その気持ちを合理化という方法でごまかしてしまうと、その先には深刻な不快感が待っています。心理的に楽をして生きると、その代わりに夢を失ってしまうと言ってもいいかもしれません。

葛藤処理をしていないこころの状態は、マイナスのスタートラインです。

このマイナスの状態、マイナスの感情を合理化してごまかしてしまうことの代償は高いと言えるでしょう。その代償とは「不幸」ということです。

自己の成長の苦しみなしに幸せにはなれない

Mirror of the heart
12

こころの不調は「生き方」を見直すためのサイン

すでにお話ししたように、私は、小学校5年生のときにてんかんの発作を起こしました。以来、15年間、私は発作の予感と実際の発作とともに暮らしてきました。

病気と診断されてからは、毎日の服薬と睡眠に気をつけるように指導されていました。私自身は、病気と思い込んでいたので、すべてを医者任せにしており、自己管理でどうにかできるとは思っていませんでした。危機意識を持って、生きてはいなかったのです。

恐怖心はもちろんありました。とはいえ、発作は自分の意思とは関係なくやってくるものです。定期的な部分発作でも、それはけいれん発作ですからどうしようもないという感覚で毎日を過ごしていました。

中学生時代、合唱コンクールのイベント中に倒れて、発作を起こしたことがあります。高校生のときには、教室で喚《わめ》き声を上げて意識喪失したこともあります。友人の家のお風呂場で倒れ、救急車で病院へ運ばれたこともあります。

就職活動をしているとき、面接の前に控え室で意識を失ったこともありました。一部上場しているメーカー企業の面接でした。

第一希望として考えていたため、緊張もしていたのだと思います。書類選考を通過して、第一面接の会場の控え室で待機していたときに発作は起こりました。

次の日に先方に問い合わせると、別日に再度面接をしてくださることになりました。

しかし結果は、不合格でした。今は、企業側の求めていた人材と、私という人間がマッチングしなかっただけということはわかっています。

でも、当時は、やはり障害があると働けないのだ、と病気に結びつけて考えていました。そして、それを正当化している自分がいたことは確かです。

発作については、辛い、苦しい、逃れたい、という感情はありました。しかし、自分の力でどうにかするという気持ちにはなっていませんでした。

つまり、解決を追求せずにいる状態です。自分のなかにある葛藤に気づいていない頃ですから、それは当然のことかもしれません。

発作は、私に、自分の意思で自分をコントロールできないという絶望感や不甲斐なさ、そこからくる自尊心の低下、周囲に対しての申し訳なさ、自己無価値感といったものを持たせることになりました。

しかし今では、てんかんの発作は「自分の意志とは反した生き方をしていることを教えてくれている合図」だったとわかりました。

当時の私は、自己を抑圧して生きることの限界に達したことで発作を起こしていたのです。ここに処理すべき葛藤がありました。

子ども時代の私は、両親からの期待にとても敏感でした。そして、潜在意識下には

「それはできない」「それはしたくない」という自分がいたことも確かです。

私は、両親の期待に応える代わりに、てんかん発作を定期的に起こすことで、両親の愛情を獲得していきました。

両親を強く慕う気持ちと「期待に応えなければ愛されない」という両親に対する不信感の葛藤です。

そして、この葛藤を処理することができないから発作を起こしてしまうのだ、ということにようやくたどり着いたのです。

自分のなかにある葛藤に目を向ける

Mirror of the heart 13

潜在意識に存在する「怒り」とは？

職場で勤務中に発作を起こしたことがあります。あるスポーツ施設のスタッフになり、受付業務をしていたときのことです。

その日は、朝から部分発作を起こす前によく経験していた、ある不快感を感じていました。しかし、職場には発作のことを伝えていなかったため、休むことができずに無理をして出勤しました。

当時の私には、病気のことを伝えると雇用してもらえないという思い込みがありました。就活時の面接でもその話はできなかったのです。

その場にいたお客様や、一緒に働いていた仲間はとても驚いたようです。しかし、親身に心配をしてくださる方がほとんどでした。自分の不甲斐なさを強く感じたことを今でもよく覚えています。

発作後の次の出勤日に、会議室で施設長、マネージャーと面談になりました。そこで、私は持病を持っていることを話しました。すると、「対人が仕事になる施設なので契約更新はできない」という本部からの指令を伝えられました。

発作のことを伝えておらず、つまり嘘をついて働いていたこともあり、私は「退職は仕方ないな」という諦めの気持ちを持ちました。

今考えると、潜在意識で、私は強く怒っていたと思います。「周囲への怒り」ではありません。それは、嘘をつき続けながら生きている「自分への怒り」でした。


私の発作は、２０１２年、あることをきっかけとして起こらなくなりました。

私は、ある女性と出会いました。コンビニでアルバイトをしている彼女に惹《ひ》かれて手紙を渡し、連絡がきたところからおつきあいが始まりました。

最初の頃はたわいもない話ばかりでしたが、何度か会っていくうちに、私は自分の病気のことを話しました。自分の現状を話すなかで、持病を持っていることを伝えました。
病気のことを隠すつもりは基本的にはありませんでしたが、彼女がいわゆる「うつ」を持っていたということもあり、それぞれお互いに共感し合う部分が大きかったと思います。振り返って考えてみると、お互いがこころの支えになっていたのです。私にも、彼女の「うつ」を気にかける機会が幾度かありました。

彼女とは、いろいろなところに出かけました。近場のカフェでお茶したり、共通の友人を呼んで遊んだり、ドライブしながらの観光や、長期休暇を利用して遠出の旅行など、本当に充実した時間でした。

二人の間では、私のてんかん発作についての話をする機会も減っていきました。彼女に出会った頃を最後に、部分発作も出ていなかったからです。

とはいっても、今現在のように、「発作はもう起きない」という確信を持っていたわけではありません。「いつか出るかも」という心配はありました。でも、毎日が楽しくワクワクするような気持ちは、病気などとは対極にあるものなのでしょう。

今だからわかることですが、当時の私は、「てんかん発作をやめて、恋人に依存することで自分を保つこと」を潜在意識で選んでいたのです。

したがって根本的な解決がなされたわけではありませんでした。依存する対象がてんかん発作から、恋人に換わったということでした。

もう発作は起こらない、と確信したのは、２０１９年の夏です。あとでまたお話ししますが、潜在意識を書き換えて、てんかん発作を出した理由に完全にたどり着いたことで、私はてんかんを克服したのです。

まもなく、彼女との別れがやってきました。当時は、「彼女が別の楽しみを見つけて私を必要としなくなった」という感覚でした。

あの頃の私は彼女に夢中でしたが、その彼女は一生懸命に自己の人生に向き合っていたのです。一方は、相手に依存。一方は、自己に向き合い葛藤。振り返れば、徐々にすれ違っていって「別れ」に至るというのは必然のことでした。

人は自分のことを本当に思ってくれているのかどうかは、感覚でわかるものです。

当時の私には、彼女から「もらう」という意識しかありませんでした。彼女の心身を心配する気持ちも、彼女を思ってというより私の存在意義を感じるために生み出したものです。

私は彼女に頼りすぎていたのです。異性との関係も、その他、おそらくあらゆる人間関係において、関わり方のスタンスが「もらう」という意識では、長期にわたって関係を続けるのは難しいと思います。

「相手に何をあげられるのか」という意識がもっとあれば、きっと結果は変わっていたでしょう。

「もらう」という意識では人間関係は長続きしない

自分の幸せを追求し、人生を整える

Mirror of the heart
14

彼女との別れが受け入れられず、私はしばらく抑うつ状態になりました。引きこもる状態ではありませんでしたが、何をするのも億劫《おっくう》でやる気が湧かない日常がしばらく続き、やがて不眠症状も現れてきました。

しかし、そんな自分を受け入れることができなかった当時の私は、大きく人生の舵を切ることになりました。

２０１３年からは「精神病の問題解決」のため、福祉活動に専念するようになったのです。そして、それ以降は「こころの病」を利用して自分を保つ私というものはいなくなりました。

とはいえ、ここからの４年間はワーカホリックの状態でした。仕事だけでなく「何かしていないと落ち着かない」という強迫的な状態に陥ったのです。

2015年には「当事者リカバリーネット」という団体を立ち上げて、独自の活動も始めました。

この頃には、西洋医学の薬物療法は根本解決にはならないこと。そして、一人ひとりが自分の幸せを追求すれば、根本からこころを整えられることに気づき始めていました。

当時を振り返ると、顕在意識で気づいていないだけで、潜在意識はすべてを知っていたということもよくわかります。

今は休止中ですが、「当事者リカバリーネット」のWebサイトには、次のような一文が残っています。

「医療は症状を抑えるために適していますがそこまでであり、本当のリカバリー（回復）を果たし生きやすさをつかむためには、どうしても当事者本人の自らの取り組みが必要」

これは、当時の考えそのものです。

「当事者リカバリーネット」を始める直前のことと、その後の活動について、ここで少しお話ししておきたいと思います。

「当事者リカバリーネット」の活動を始める前、私は、てんかん講演会をはじめとして、てんかんの理解を深めるための啓発活動を行っていました。

そのうちに、問題というものが自分のなかで整理できるようになっていきました。

私が感じたのは次のようなことです。

「病気の理解を広めることは大切だ。しかし、サポートしてもらうというスタンスは社会に対してしわ寄せが強くなるだけではないだろうか」

「当事者自身が回復するための動きに切り替えたほうが、当事者も社会もウィンウィン（Win-Win）なのではないか」

私はその頃、いわゆる精神病から回復するためには、当事者自身が自己の存在意義を強く持てるようになることが必要だと考えていました。

あるとき、福祉施設にいらっしゃる利用者の人たちが、施設のなかであまり自分の存在意義を感じられていないという話を聞きました。その話を聞いて、引きこもっていた頃の自分のことを考え、それと照らし合わせて考えたりもしました。

「自分の存在価値を感じることができれば、病気などは出ないのではないか」

これが、当時の私が出した答えでした。

ボランティアに参加するのは、自分の存在価値を感じるのにとてもいい方法だと思いました。そういった、いわば軽い気持ちでスタートしたのが「当事者リカバリーネット」でした。

当事者自身が自己の存在意義を強く持つ

こころのベクトルを「外側」から「内側」へ

Mirror of the heart 15

事務所や資金のことなどは、何も考えませんでした。ボランティアとしてお手伝いしますよ、くらいの気持ちで、身近にいた仲間に呼びかけて始めたのが「当事者リカバリーネット」です。

確かな計画というものをつくらなかったこともありですが、活動の根本の目的が「自分のため」だったことが、当事者リカバリーネットが持続しなかった最大の理由だったと思います。

しかし、この活動をしていくなかで気がついたことがあります。

まず、活動を進めていくには「愛」のこころと信念が必要だということです。当時の私は「恐怖」に似たこころで動いていました。

当事者リカバリーネットでの活動を含め、2013年からの自分というものを振り返ると、さまざまな回復するためのプロセスを認識することができていたことを実感できます。

言い換えると、私のなかでは、確実に精神病に対しての「医療洗脳」が解けていきました。

少し厳しい表現になりますが、今の西洋医学での精神医療（薬物療法のみの治療）は、心身の弱みにつけ込んだような、ビジネスの側面が大きいことがわかりました。

とはいえ、これは一方的に批判されるようなことではないということも、私は認識しています。人の痛みや苦しみを紛らわせるという意味でのニーズを満たすサービスとして確立され、必要とされていることは確かです。

しかしやはり、病を治すのは自然治癒力です。これは私の体験から自信を持って言えることです。

一方で、また、ボランティア活動というやり方では、病自体を治すことはできないことにも気づきました。

ボランティア活動は、無駄というのではもちろんありません。

病気から回復していくためには「変わりたい」という本人の強い意志、現状打破のための自身から湧き上がるエネルギーとのコミットが必要なのです。

今、私は世界について、「すべては必然的である」ということを自分のなかに落とし込めています。

2018年、私にとってエポック的な出来事がありました。

『医学不要論』(三五館)という著書で知られる内科医・漢方医の内海聡さん主宰の合宿セミナーに参加したときのことです。

それまでの私は、啓発活動、ボランティア、福祉支援、シェアハウスなど、自分ではなく他者にフォーカスした活動を行っていました。

どうやったら当事者を回復させるか、どうやったら精神病の問題をなくせるかという考え方で活動していたのです。

つまり、私のベクトルは常に外側に向かっていました。

そのベクトルを内側に向けることになった、きっかけがこの合宿でした。

とても印象に残っているのは、次のような話です。

「精神病は家族病だ。生活習慣などをいくら改めて、思考改善していったって変わらない。精神病者がいる家族は機能不全家族であり、そのなかの一人が病気の症状を出して犠牲になっているだけ。その家族そのものに、そのあり方にアプローチしないと変わらない」

私はハッとしました。精神障害者というのは、その人そのものが問題なのではない。家族、ひいては私自身の内側に目を向けなければ、何も解決しないということです。

これまでとは、まるで違うアプローチの考え方でしたが、自分のなかにも何か似た感覚があったのだと思います。

このとき、ハッとさせられる感覚とともに、何か安堵感《あんどかん》のようなものを感じたことも覚えています。

やっと本質に気づいた自分に潜在意識レベルで安心したのかもしれません。それは顕在意識と潜在意識が合致した感覚の安堵感だったかと思います。

これまで外側に向かっていたベクトルは、自分の内面へと向き、そして、家族関係に向かい合うようになりました。

そのことで、アンテナの方向が一八〇度変わった感じがしました。

このことが、「家族に対する謝罪」、そして「もう発作は起こらない」という確信へつながっていくことになりました。


自分の内側と向き合うことで、すべてをつくり出すことができる——。

これが〝こころの鏡の法則〟を生み出すきっかけとなったのです。

病を治すのは「自然治癒力」

COLUMN 1

「こころの病」の新定義

〈「こころの鏡の法則」こころリカバリーセンター〉

精神疾患などと言われる、いわゆる「こころの病」にはさまざまなかたちがあります。しかし、どの病をとっても、そのままの自分を認められずにいるために、悩み苦しみながら生活に支障をきたしているように見えます。

本来、ありのままのあなたであってはいけないなどというのは、とんでもなく歪んだ認識です。

精神疾患について、主だったものを定義し直してみました。これを読んでいただければ、新しい気づきを得ていただけるのではないかと思います。

【うつ病】

通説によるうつ病の定義は、気分の落ち込みや喜び、興味の減退などの症状が長い時間持続し、日常生活にも支障をきたすようになった状態を指し、強い抑うつ感が続く病気、とあります。

しかし、その期間が長いから、もしくは落ち込み度合いが強いからといって、病気扱いすることは間違いです。

思考は言葉をつくり、言葉が行動を、行動が習慣を、習慣が性格をつくります。この流れを考えれば、最初に自身にとって気分が落ち込むような思考癖をつくり上げた原因にたどり着き、「うつ」になる根本の問題を解決する方法でしか本当の解決はありません。

自分に優しい生活習慣、思考習慣を身につけることが解決への道です。

病院が処方する抗うつ剤では、「薬が効いているときには気分が上がり、薬が切れたら落ち込む」の繰り返しです。

【統合失調症】

統合失調症でよくある症状の幻覚、幻聴は自分のなかのこころの声です。

「外の人が自分に死ねと言ってくる」「自分に消えろと言っている」など、外的要因から自分が責められている内容の幻聴が聞こえるという話をよく聞きます。これはその人自身が自分に向けて言っているこころの声です。

自分がそんなことを言っているとはとても認めることができないから、他人の声として認識するように防衛反応が働いているのです。

自己の潜在意識にある憎しみを愛に転換する方法でこれはなくなります。

【躁鬱病】

躁鬱《そううつ》病は躁状態とうつ状態の気分の上下の波が激しいという病気とされています。

しかし、気分が高まって高揚したり、気分が落ち込んで活動できなくなったりすることは誰にでもあることです。

なかにはずっと自然体でニュートラルな人もいるかもしれませんが、気分が上下することと自体は自然なことです。

それに対して周囲の人が対応できないため、病気として扱われるようになっただけのように感じます。

気分が高まるときに思いっきり仕事に励み、気分が落ち込むときは休むというやり方で活躍している人もいます。

本来、躁鬱といわれる人はとても活動的であり、大きな可能性を秘めていて面白い人が多いことを強く感じます。

もちろん、自分を受け入れて正しい自己の扱い方を身につければ、気持ちの上下が大きくならないようにすることも可能です。

【依存症】

アルコール、薬物、ギャンブルなどの依存症が有名です。

現在では、仕事依存、買い物依存、恋人依存、セックス依存などいろいろなジャンルが生まれています。

これは、人間の誰もが自立と依存のバランスをとりながら生きているということに他なりません。アルコール、薬物、ギャンブルなどへの依存が病気として扱われるのは、飲みすぎたりして身体を壊したり、生活に支障が出たりするために病院に行くからです。

自分の思考の癖を知り、依存する対象をバランスよく保つことや、自制心を高め依存しない「自分自身のこころのあり方」をつくり上げることからのみ回復の道が生まれます。

【てんかん】

この病は唯一の謎です。脳のことでもあり、よくわかっていません。しかし、病ではないでしょう。

私は11歳のときにてんかん発作を起こし、その後15年間、ずっと服薬を続けたのですが一向に発作は治らず、救急車で運ばれることが何度もありました。

しかし、2012年を最後に一度も発作は起きておらず、今では一切の服薬もしていません。

今の私の生き方に答えがあると考えています。

第2章

親子関係からみる「こころの病」

――「本当の自分」の見つけ方

Mirror of the heart 16

「こころの病」のきっかけは、幼少期の「こころのあり方」!?

「愛されているという感覚を知らずに育った人は、人生を見誤りやすい」というのは、心理学者の先生方がよくおっしゃることです。

万事に防衛的になる。つまり、こころを閉ざしてしまって、幸せになりたいと思いながらも、そちらの方向に背を向けてばかりになってしまうのです。

これは「幸せになってはいけない私」という思いが、潜在意識に詰まっているからです。そうだとすれば、潜在意識を書き換えることで、幸せに向かうこともできるはずです。

潜在意識の書き換えとは何か、どうしたら書き換えることができるのかについては、次章で詳しくお話しします。

ここでは、どうして「幸せになってはいけない私」が潜在意識に詰め込まれることになるのかについて見ていきましょう。

幼少期のこころの育成のあり方が、その原因となります。

幼少期のこころの育成のあり方とは、端的にいえば親の育て方ということです。

これから結婚される方、また、これから子育てをがんばろうという方は、ここからの話をぜひ参考にしてほしいと思います。

*

少し強い言い方になりますが、多くの親は子どもを「侵略」することを選んでしまいます。子どもは自分がつくったものですから、どこかで奪ってもいいと思ってしまうのです。

また、子どものためにこんなに苦労をしていると思うことで、親は自分自身の価値を高めようとします。

そして、世話を焼くということを通して、親は自分が親であることを保とうとします。親が、親のありがたさというものを一方的に売り込むので、子どもはどうしても自分に対して無価値感を持ってしまうのです。

過剰なまでに子どもの世話を焼く親がいますが、これは断じて愛ではありません。実は、そういう人は、自分の心理が不安定だから、子どもに強く自分を頼らせるようにします。子どもが自分に寄り添ってくればくるほど、親は自分の弱みを隠し通すことができます。

すべては親である自分のためにやっていることですから、これは愛とは呼べません。

このような親に育てられた子どもというのは、親以外の人間と接したときにその人が自分の親とは別の感じ方、考え方をしている人間だということがなかなか理解できなくなります。

そして、他人に何かをしてもらったときに、素直にうれしさやありがたさを感じると同時に、「恩着せがましさに、苦しまなければいけないのではないか」と錯覚してしまうのです。

子どもは、親の恩着せがましさから生まれる自分の苦しさを潜在意識で知っているからです。

恩着せがましい人とは、自分の価値を一方的に売り込んでくる人です。

一方的に価値を売り込まれると、受け取る側は自分の価値がどんどんなくなっていくような気持ちになります。

こういった親子関係のなかで育つと、素直になることがとても難しくなります。素直になれなければ、自分の無価値感はどんどん根深いものになっていきます。

「幸せになってはいけない私」は子ども時代につくられる

Mirror of the heart 17

過保護で奪われる「自己」にまつわる能力

過保護あるいは過干渉とは、親が子どもの人生をコントロールしようとするということです。これは、子どもから「自己選択能力」「自己決定能力」「自己責任能力」を奪うことにつながります。

特に、自己責任能力が重要です。自己責任能力とは、他の誰でもない自分がするのだ、生きているのは自分なのだという意識です。

挫折し、苦しみ悩み、苦悩に対して怒りの感情を持ちながらも受容し、気持ちを整理し、新しい情熱を持つ。人間が深まっていくということは、そういうことです。

このプロセスを踏まずに生きていく、つまりこころが成熟していかないと、人はどうしても自分の問題を他人の問題にすりかえて考えるようになります。

力で抑えつける、あるいは排除しようとするなど、歪んだ方法で解決しようとするようになります。

過保護あるいは過干渉に育てられた子どもは、どうしても両親を優しい親と思いたがります。過保護ないし過干渉の状態しか知らないのですから、そう思わなければ不安で生きていけません。つまり、親を客観的に見ることが難しくなっているのです。

大人になっても、他の人が自分に何をしてくれるかということにしか関心が持てません。過保護あるいは過干渉が、親自身の不安をなくすための行動であるのと同じです。そのようにして育てられた子どもは、他者への関心を失って自分にしか関心が向かなくなります。

自分にしか関心が持てないということは、「他人は自分の期待を満たすために生きているのではない」ということを受け入れることができないということです。

だから、自分の期待通りに動いてくれない人に対して不満を感じます。

与えられるのを待っているだけで、自分からは何もしようとはしなくなります。

そういう人を、私たちはどう思うでしょうか。当然、受け入れることはできません。あの人とはつきあえないと思います。すると今度は、新たに「自分はひどい目に遭わされた」ということの証拠の一つとしてしまいます。

過保護あるいは過干渉に育てられると、実際の両親とは違う、理想化した親という幻想を抱くようになります。すると、親以外の他人についても幻想を持つようになるのです。

そして、すべてを他のせいにするようになって、自己選択能力、自己決定能力、自己責任能力が失われていくのです。

他人のせいにするのはこころが成熟していないから

Mirror of the heart 18

親から伝染してしまう「劣等感」に要注意

子どもは自分本位な利己主義の行動をすることによって成長していきます。こういう望みは通らない、こうすると周囲は悲しむといったことを経験することによって、自分本位な利己主義の怖さというものを消化していきます。こうして人は利他主義というものを知っていきます。

親が子どもを愛するとは、実は子どもの利己主義、つまり身勝手さを受け入れ、なおかつそれを理解してちゃんと話しをし、最終的には理解し合うということです。

これは甘やかすということとは違います。子どもはそのように愛されることで、身勝手な人間ではなくなっていきます。

そうしたとき、親に何より大切なのは、やはり成熟なのです。

親側に他に依存するこころが強く残っていては、どんなに熱心に子育てをしても依存心が伝染して、子どものこころは歪んでいきます。

劣等感も伝染します。親が劣等感の塊《かたまり》であり、劣等感の塊のまま過保護と過干渉を繰り返せば、子どもは間違いなく劣等感の強い人間になります。

ここで少し、親と子の関係ということから離れた話をしましょう。

こころの成長に欠くことのできない愛は、自己実現した人によってしかもたらされません。

自己実現している人とは、どんな人のことでしょうか。

自己実現している人とは、自分一人でいる時間を楽しむことのできる人です。

大人同士の親密さは、自律性、つまり自己選択、自己決定、自己責任のなかで育まれていくものです。

一人でいる時間を充実して過ごせない人、たとえば一人で飲むコーヒーを楽しめない人は、二人でいる時間も楽しめません。

自己実現している人は、相手の弱点にイライラしません。他人に取り入ることを目的とする特別なこともしません。

自分の自由を守ろうとする人こそが、相手の自由も大切にしようとするのです。

劣等感の強い親に、過保護あるいは過干渉に育てられてしまった子どもは、こころの触れ合いを体験せずに育つ傾向にあります。

劣等感とは、失望されることに対する恐怖です。失敗すると失望されるという恐怖が染みついていて、大きくなっても、まずは他人から馬鹿にされまいと身構えます。失敗すると他人に受け入れてもらえない、そう錯覚しているのです。

そういう人はどんどん防衛的になります。身構えてこころを開かずにいることで、他人とのこころの触れ合いを体験することができなくなります。他人はどう考えているのか、どう感じているのがさっぱりわからなくなります。

すると、他人が自分をどう評価しているかが気になり、ますます身構え、こころを強く閉ざしていきます。


最も良いのは、愛されて育つこと。

次に良いのは、愛されなかったという事実を受け入れること。

最悪なのは、愛されていないのに愛されていると思い込むこと。

＊

劣等感ということについて、もう少し詳しく考えてみましょう。

私たちは幼少期、一人の例外もなく劣等感を抱えて生きています。これは大人になってからの劣等感とは違います。

人間はこころの成長よりも身体の発達のほうが遅い、という現実があります。

こころは自由でも身体の自由が利かないという場面に、子どもの頃はよく遭遇します。ある意味、手足を縛られて生きているようなものです。

こころではやりたいと思っても、身体的な理由でそれができない。周囲の大人たちはできるのに自分にはできないこともあります。そのギャップに苦しむのが子どもというものです。

子どもは、「自らの不完全さ」を経験し続けて成長します。ところが、大人たちは身体的な条件だけを見て子ども扱いし、子どもたちのこころを見ようとはしません。

こころは大人と変わらない。でも、大人たち（特に、親）から人間的な価値を認められない……。

子どもが劣等感に苦しめられるのは当然です。親が理解しなければいけないのは、まさにここです。この理解が「愛」ということです。

劣等感とは失望されることに対する恐怖

Mirror of the heart 19

親から自立するためには「自信」が不可欠

ありがたさというものを一方的に売り込む親。過保護で過干渉で、子どもの人生をコントロールしようとする親。そういった親を「権威主義的な親」と言います。社会的に権威の高い位置にいるなどといったことは関係ありません。

権威主義的な親からの自立はとても難しいことです。ドイツの社会心理学者エーリヒ・フロムは「人間の歴史は不服従によって始まった」と言いましたが、人間の成長は、親に対する不服従から始まります。

自我の確立のスタート、自立のスタートということなのですが、これは、母親とのいわば原始的なつながりを断つことから始まるのです。

自立とは、文字通り自分一人で立つということ。自己選択、自己決定、自己責任の世界です。

とはいえ、自分一人で立つというのは、恐ろしいことでもあります。孤独だからです。人間の自立は孤独に対する恐怖心から始まります。この恐怖心に耐えられる人だけが自立できるということも言えます。

そして、この自立に対する恐怖心は、人それぞれの育ち方によって違ってきます。親の愛情に満ちていれば、子どもは自立に向かって励まされることになります。励まされることで成長する人もいれば、脅《おど》されて成長する人もいますから、親からの自立は難しいのです。

権威主義的な親に育てられた場合、自立へと向かう成長はなおのこと難しくなります。権威主義的な親は、「従わなければ追放するぞ」と脅すからです。

親に従わなければ一人になる、つまり孤独になる勇気を持たなければなりません。孤独への恐怖感は、なかなか耐えられるものではありません。そこで、子どもは親に従って、追放されずにいるほうが安全だと考えてしまいます。

ここに大きなジレンマがあります。勇気は自立できた人だけが持つ力です。いわば成長の証です。成長するためには勇気がなければならないし、勇気を持つためには成長していなければなりません。

人生とは難しくて辛いというのはこのことかもしれません。成長するためには、この関係を突破することがどうしても必要になります。

まずは、自分の力で何かをする――、それで自信がつきます。どんな小さなことでも、自分の力でやれば自信につながります。

幸せは、どんな小さなことでもいいから、自己選択、自己決定、自己責任で歩み始めることから生まれます。すべては「自信」が出発点です。

人間の自立は孤独に対する恐怖心から始まる

「愛情過多」と「愛情飢餓」

Mirror of the heart 20

ちょっと問題だなと思うような行動を子どもが起こしたとき、その原因は「愛情不足」にあるとよく言われます。

親の愛情が足りないからだということなのですが、この愛情不足という言葉は、もっと正しくとらえておく必要があります。

子どもの問題行動は、親の側からすれば「愛情過多」、子どもの側からすれば、「愛情飢餓《きが》」がもたらす場合が多いのです。

愛情過多は愛しすぎということ。愛情飢餓は、愛されているのに十分に愛情を受けていない、もっと愛されたいと思うことです。

愛情過多と愛情飢餓は同時に起こりえます。愛情過多の状況のなかでの愛情飢餓は、ありえないということはありません。

子どもが自分でできること、あるいは自分がしなければならないことであっても、親側が、子どもが自分ですることを許さずに親がやってしまう。これは自立を阻む行為です。つまり愛情過多なのです。

友だちなど他人を助けたり協力することを子どもに教えず、そうした努力を免除して自分本位を良いこととして甘やかす。これも愛情過多です。

子どもが自分でしなければならないことを親が子どもに代わって行動してしまい、考えてしまい、話してしまう。

子どもが生きる道を親が整えてしまう、つまり愛情過多状態のなかでは子どもは依存的になり、慢性の愛情飢餓状態となります。

このような子どもは人生の課題を自力で解決しようとはしなくなります。誰かが自分のために自分の課題を解決することが当然だと考えます。

このような子どもは自分が世界の中心だと考えます。自分が注目されないことに我慢ができません。

自分が注目されない場所からは逃げます。または、自分が注目されることを邪魔する人を敵とみなします。

対人関係は、大きな人生の課題の一つです。そこからどんどん遠ざかっていきます。遠ざかることを正当化するために、しばしば「こころの病」が言い訳として使われるのです。

親の愛情過多は子どもの自立を阻む

幼少期にも存在する、ライフスタイルの選択

Mirror of the heart 21

幸せな人生を考えるとき、避けては通れない課題が親子関係です。

生まれて間もない子どもは、自分の力で生きていくことができません。

母親が一生懸命になって、朝も昼も夜も絶え間なく身を削るようにして育てることで、子どもはようやく命をつないでいきます。

私たちが今ここに生きているのは、両親の献身があり、愛があるからです。そのことは、忘れてはいけません。

「私は誰からも愛されずに育った」と口にする人がいます。そう考える人はこの事実にあらためて向き合う必要があるでしょう。

幼少期の私たちは親に依存して生きるしかありません。私たちは親に愛されてこそ生きていくことができます。

そして、いずれ子どもにも、自らのライフスタイルを選択しなければいけないときがやってきます。自分の生きるこの世界はどのような場所なのか、どのような人々が暮らしているのか、自分はどのような人間なのか。

つまり、人生に対する態度を自らの意思で選択するということが、ライフスタイルを選択するということです。

そして、子どもにとっての人生に対する態度、その目標とは「いかにすれば愛されるか」にあります。

私たちは動物です。命を次の世代につないでいく、いわゆる「生存戦略」として、子どもは「愛されるためのライフスタイル」を選択します。

子どもたちは、自ら置かれた環境を考えなければなりません。

両親の性格を見極める必要があるでしょう。兄弟がいれば、それぞれの位置関係を知る必要があるでしょう。どんな自分であれば愛されるのかを考え、子どもはライフスタイルを選択します。

親の言いつけに従順な「良い子」というライフスタイルもあります。ことあるごとに反発し、拒絶し、反抗する「悪い子」というライフスタイルもあります。

泣き、怒り、叫んで反抗する子どもは、感情のコントロールができないのではないということを親は理解しなければいけません。

むしろ、感情を十分すぎるほどコントロールした結果、それらの行動をとっているのが子どもというものです。

そこまでしなければ、親の愛と注目を得られない、ひいては自分の命が危うくなると直感した場合には、子どもはそういったライフスタイルを選択します。

どうすれば他人の注目を集めることができるか、どうすれば世界の中心に立っていられるか。子どもたちの「愛されるためのライフスタイル」は、そういったどこまでも自己中心的なライフスタイルです。

自立できていない大人は、この子どもたちと同じライフスタイルを採用します。「いかにすれば愛されるか」が基準です。

自立とは経済上の問題や仕事上の問題ではありません。人生への態度、ライフスタイルの問題です。

幼少期のライフスタイルと決別して、真の自立を果たすとき、私たちは大人になります。いかにすれば愛されるかを考えるのではなく、ひたすら他者を愛することで私たちはようやく大人になります。

愛は自立が前提です。大人であることが条件です。だから愛は難しいのです。

ライフスタイルの選択とは人生に対する態度を自らの意思で選択すること

「孝」の大切さを教える、中国の思想書『孝経』

Mirror of the heart 22

中国の古い思想書、経書と呼ばれるものの一つに『孝経《こうきょう》』という書物があるのをご存じでしょうか。孔子の弟子・曽子《そうし》の門人が、孔子の言動をしるしたものと言われています。

「孝」がテーマです。親孝行や孝行娘の「孝」です。

では「孝」とは何でしょうか。

「孝」という字は「老」と「子」が合わさってできています。

まず、「孝」の字は子どもを見守る親の姿を表していると言われています。親の立場で「孝」の字を見ると、子どもを抱っこしている親ということになります。

また、「孝」の字は親を背負う子どもの姿を表している、と言われています。子どもの立場で「孝」の字を見るとそうなります。

子どもは親から離れよう、離れようとします。

親のことを忘れてしまう子どももいます。私たち自身のことを考えても、四六時中、親のことを考えている人などはいないでしょう。

親のことを忘れないようにしよう、親を大事にしよう、というのが「孝」ということです。

そして、この「孝」がいかに大切か、「孝」によってどんなに世の中は素晴らしいものになるかということが書かれているのが『孝経』という書物です。

「孝」を実践することを「孝行」と言います。

孝行のそもそもは、親からさずかった身体を決して傷つけないということから始まります。健康に気をつけることが孝行になるということです。

孝行の最終目的は、両親の名をあげることだとされています。単に自分が立派になるだけではなく、先祖を思い、先祖にあやかり、先祖の徳をさらにいっそう自分の身につけて進展させていくということです。このあたりはとても中国らしい考え方だと思います。

ひとことで「親」といっても、親に対して子があり、親になって子ができれば親になり、兄弟の間では兄や弟、夫に対しては妻、というように、私たちは位置関係によって呼ばれ方が変わってきます。

これは、人間はみな平等だ、いずれ誰もが親になる、というようなことではありません。『孝経』は、同じ人間であってもそれぞれの位置があるから、その位置によってなすべきことがあるということを教えます。

『孝経』は、為政者ではない一般人に対して「自分の身を謹んで節約する。そして、家を豊かにして父母を養う」ことを大切としています。孝行にはこれで良い、これで十分ということはなく、本当に親孝行な子どもというのは、実は自分は親不孝な子どもだと思っている人のことを指すとしています。

自分は親孝行な子だと思ったときには、不孝が芽生えているということです。足りないなと思っているところに真の孝行があるとしています。

『孝経』はまた、自分の親を愛さずに他人を愛するのは正しいあり方ではないとします。自分の親を敬《うやま》わず、他人を敬うのは礼儀に反するとしています。

親が亡くなったときには親孝行な子どもはなりふりかまわず泣くものだ、なりふりかまわず泣いていいのだと教えているのも『孝経』です。

生きているときには、こころから親を愛して敬います。死んでからは哀しみ悼《いた》みます。それが孝行して親に仕えるということだとしています。

＊

私は「こころの病」が親子関係、家族関係に大いに関係があるということを考えるとき、この『孝経』という書物はたいへん参考になるものと考えています。

先の大戦後からでしょうか、「孝」ということが軽く考えられ、または忘れられてしまったような気がします。

そして、そのころから「こころの病」ということ、さらに深刻に考えれば家庭内暴力あるいは殺人といったものも増えてきているように思えます。

戦後の日本は核家族化が進み、教師の権威も落ち、子どもたちを正しく導いて育てることがとても難しい時代になっています。

教育といっても、家庭、学校、それぞれに特徴があります。それぞれの役割を持って子どもたちを育てます。

家のなかでは理屈は言いません。自然のうちに行われていくのが家庭教育です。親や家族はその背中を見せるだけです。

立派な人物になろうと努力する姿を見せることが教育です。その後ろ姿を見ることで、子どもは自分の生き方というものを自然のうちに自覚していきます。

学校は理論的に子どもを教えます。言葉というものを使って、どのように学び、成長して生きていけばいいかという、その道筋を教えるのが学校の使命です。

「孝」が忘れられてしまった背景には、戦後、日本の教育が大きく変えられたということがあります。

だからといって、「孝」が、そして「孝」の働きがこの世から消えてしまったということではありません。

戦後教育で断ち切られてしまった、「孝」のような太古から長く続く縦糸を結び直すことが大切なのではないかと、今、私は考えています。

こころの病と親子関係、そしてこころの病を解決するには家族全体と向かい合わなければならないこと。『孝経』にはそのヒントが詰まっていると思います。

同じ人間であってもそれぞれの位置があり位置によってなすべきことがある

自分に対する評価は、自分にしかできない

Mirror of the heart 23

私たちは、つい、人に認めてもらおうということにとらわれがちです。その背景には、自分は認められていない、嫌われている、という恐怖心があります。

イルカと触れ合うことで「こころの病」を治療する方法があります。どうしてこれが治療として成立するかというと、人間にはイルカに嫌われるという恐怖心がないからです。受け入れられ、自分の存在を認められたときに「こころの病」が慰められるという仕組みです。

自分はどんな人間かということを考えてみましょう。

幸せになれないパーソナリティというものは、やはりあります。

常に防衛的で非生産的に構えている人、常に悲観的にものごとを解釈する人、問題解決の意志がない人。これらがそれに該当します。

逆に、幸せになれるパーソナリティとはどんなものでしょうか。

それは、こうあらねばならないではなく、こうありたいという欲求を達成させようとする人。

結果ではなく、何かを行う、その経過を重視して楽しめる人。

劣等感があるのは当然のこととしても、それは無視して自己実現という前向きな動機で行動を考える人。

自分が自分が、と自分に執着しない人。

こういったパーソナリティの持ち主は幸せの近くにいます。

社会的な成功・失敗は、心理的安定とは無関係です。

社会的高評価・低評価も心理的安定とは無関係です。

他人の評価は気にしません。重要なのは、自分の、自分に対する評価です。

自己の内なる力を呼び覚ますこと、本来の自分に気がつくことが大事です。

これは「これが自分だ」と感じる体験から生じます。そのためには「できることをする」ことです。できることをしていくと、やがて本来の自分に出会い、自己の内なる力を持つことになります。つまり強い人になるということです。

人生は、意味があるものでもなければ、無意味なものでもありません。どう生きるかで人生は意味あるものにもなり、無意味なものにもなるのです。

自己の内なる力を呼び覚まし本来の自分に気づく

Mirror of the heart 24

幸せに生きるための「健康」ということ

幸せに生きるには「健康」でなければいけません。

健康とは、天から与えられた生命が生き生きとすることです。天から与えられた生命を、健康で明るく、喜びをもって活かすことが人間の基本的な使命です。

健康になるには、日々の食事、睡眠、運動、つまり生活習慣が大事です。そして、最も大切なのはこころのあり方です。

こころはすべての受信機です。私たちの前に現れている、自分の身体も含めた現象は私たちの過去の集積です。

何かに悩んでいる、または病気にかかっている。それを回復させるには、私たちのこころのあり方を変えるしかありません。

人間とは何かという観点から真理に至るのが、本来の人間、つまり本来の自分に再生していくということです。

自分はどういう人間かを知る。それは、他人をよく見る、そして他人を知るということから始まります。

他人に対して、この人は、ここまで完璧で素晴らしいという見方を常にしていくことが大事です。

その姿勢で向き合っていると、相手は勝手に問題に気がつきます。逆のことも起こります。周囲にそういう人がいることで、私たちは、自分はどういう人間なのかということに気がつきます。

実はこれが本当の愛のこころということです。愛に目覚めると、だんだん人を喜ばせることが自分の喜びになっていきます。そして周囲の人たちは、自分の魂の協力者になります。

「自分が嫌い」と言う人がよくいます。それは完全にその人の誤解です。ニセモノの考え方です。

「感謝しましょう」ではありません。本来の自分なら「感謝したい」と思うことが自然です。

「こころの病」の根本療法とは、本来の自分を引き出していくということです。

愛に目覚めると人を喜ばすことが自分の喜びになる

Mirror of the heart
25

自分を好きになれば、幸せになれる

アルフレッド・アドラーは「幸せになることは簡単だ」と言います。「まずは自分のことを好きになればいい」と言うのです。

けれども、自分のことを好きになれない人は多いものです。それは、実は他の人と関わらないでおこうと思っているからです。

自分で自分のことが好きになれないのだから、他の人が自分を好きになってくれるはずがない。だから、人と関わらないでおこうと思うのです。

けれども、幸せになりたくない人はいません。

しかし、自分を好きになれないなら、幸せになることはできません。

人生の課題は避けて通ることはできません。自分はその課題を解決することができないと思っている人は、その課題の前に立ち止まったままでいます。

「こころの病」は人生の立ち止まりということでもあります。失敗することを恐れているので行動に移しません。

この事実を認識して、潜在意識そのものを変えていくことから幸せは始まります。

本来の自分をどう見るか。それこそが、ライフスタイルということです。

これは何か問題に直面したときに、どのように解決するかというパターン、いわば癖のようなものです。

ライフスタイルは自分で決めるものです。だから、今この瞬間にも変えることができます。しかし、新しいライフスタイルを選び取ると、次の瞬間に何が起こるかが予想できません。それが怖くて、ライフスタイルを変えようとしない人が多いのです。

それは潜在意識で、自分自身に対して「変わらない」という決心を下しているからです。ライフスタイルを変えないと、潜在意識で決心しているのです。

世界が複雑なのではありません。自分が世界を複雑にしているのです。

私たちは、自分が意味づけした主観的な世界に住んでいます。問題は社会や他人がどうであるかではなく、自分がどうあるかです。

人生は誰かに与えられるものではなく自ら選択するものです。どう生きるかを選ぶのは自分です。

私たちは、自分には価値があると思えたときに、初めて勇気というものを持つことができます。特に、誰かから「ありのままの自分」を認められたときには、大きな勇気を得ることができます。

まずは、自分が、他の人の「ありのままの自分」を認めてあげることから始めましょう。他の人を尊敬する、それも無条件に尊敬するという最初の一歩を踏み出すことから本来の自分探しは始まるのです。

潜在意識そのものを変えていくことから幸せは始まる

私と母の物語

やっと気づいた、私のてんかん発作の本当の理由

私が小学校5年生のときからつきあってきたてんかんの発作が起こらなくなったのは、前にお話しした通り、2012年のことです。

ある女性との出会いがきっかけでした。発作が起こらなくなったのは、てんかん発作をやめて恋人に依存することで、自分を保つことを潜在意識で選んだからです。

つまり、それまでの私は「発作を起こすことで自分を保っていた」のです。これは、どういうことでしょうか。

私の場合は、親との関係に問題がありました。

私は、両親とのコミュニケーションを避け、愛情を確認するために病気になっていたのです。そのことに気づいたのは、2019年に入ってからのことでした。

ここまでお話ししてきたように、親子の関係は、客観視することで幻想から解かれるべきもの、つまり乗り越えるべき壁です。

私は、この自分が乗り越えるべき壁を避けて逃げていたのです。「逃げる」という状況として実際に起こったのが、てんかんの発作でした。

まずはこのことに気づくことが重要でした。逆に言えば、気づくだけで道は開けるということです。

小学5年生のときから2012年までの約15年、私は逃げ続けていました。それがあるとき、「ああ、そういうことなんだ」と気づき、それが自分の腑に落ちました。

腑に落ちるということは、そんな自分を許して受け入れることができるということです。

「逃げていた」……。でも、それがわかった今は、逃げていた自分を許そう、逃げ続けて生きてきた自分を認めてあげよう。

そういう考えに至ったとき、私はなんとなくホッとする気分を味わいました。

この、ホッとする感覚が大切だと思います。

大げさな感覚ではありません。目の前がいきなり輝きだすといったような劇的なことではありません。

でも、このホッとする感覚こそが、本質にたどり着いたことを示している感覚なのだと私は考えています。

とある女性との出会いが発作がやむことのきっかけとなったこと、なぜ発作がやんだのかと言えば、てんかん発作をやめて恋人に依存することで自分を保つことを潜在意識で選んだからだということ。それに気がついたのもこのタイミングでした。

私は次に、両親に会うことにしました。

私は、発作を持っていた理由について話し、謝罪しました。自分の内面と両親に向けた、ずっと騙し続けてきたことへの謝罪です。

両親に謝罪したタイミングこそが、「今後はもう絶対に発作は起こらないだろう」と確信したタイミングです。

2019年春、母との対話を通して、発作が起こらないことを確信

私は、私自身と私の家族に向き合おうと決心しました。

そのきっかけは、内科医・漢方医の内海聡さんのお話でした。私は、参加したセミナー合宿で、「精神病は家族病であり、生活習慣などをいくら改めたり思考改善していっても変わらない、精神病者がいる家族は機能不全家族であってそのなかの一人が病気の症状を出して犠牲になっているに過ぎない、だから、その家族そのものにアプローチしないと変わらない」という話を聞きました。

その後、私は母親に何度か電話をかけましたが、ぎこちないやり取りになりました。

最初、私は母親を攻撃してしまいました。

私は「育てられ方」を憎んでいる、子どもの頃は苦しかった、毎日が嫌だったという内容の話をしました。自分の無意識のなかにある、自分で抑圧してきていた恨みを、電話越しに徐々に吐き出していったのです。

あとから聞いたことですが、母はそのとき、次のように感じたそうです。

「自分なりに愛情をかけることはしていた。なぜ、そのようなことを言われなければならないのか」と。

母は私の話を受け入れながらも、不快を感じていたそうです。

母親と、電話でのやりとりを何度かしました。

私はそれと同時に、いつも通りの勉強を続けました。本を読み、自分を高めようと、いろいろと取り組みました。

私は人に意見を伝え、理解を求めるときには、「感謝を示すこと」が必要だということを学びました。母親との電話のやりとりを続けるうちに、私は母親がそこにいること、そして、自分もまたここにいること、つまり存在そのものに感謝することについて考えるようになりました。

私はスタンスを変えました。感謝の気持ちを伝え、それをまずわかってもらうことにしました。

「産んでくれたことに感謝している。ありがとう」

私は、そう言いました。

ここから、母親との関係性が大きく変わっていきました。

自分の考えを一方的にぶつけるのではなく、母親の意見も聞きながら、会話のキャッチボールができるようになったという感覚が生まれました。

実家にもときどき足を運び、母に直接会って話をしました。

自分のありのままをそのまま認められて生きているという実感が持てていなかった私は、そういう幼少期の自分のことを母に伝えました。

その頃には、私のほうも、母親のほうも、考えていることをお互いに伝え合い、お互いを理解するように努め合うやりとりになっていたように思います。

私は、母親とのこころの距離がどんどん近くなっていくのを感じました。理解し合えているという感覚です。


「産んでくれたことに感謝している。ありがとう」

私から、そう、感謝の言葉を伝えられたとき、母親はびっくりしたそうです。

意外であったと同時に、うれしくもあったとのことです。

母親のなかでは、親が子どもを育てるのはあたりまえのことでした。子どもから親に向かって、産んでくれたこと、ここにいること、存在そのものに対する感謝の言葉が伝えられるなどとは考えてもみなかった、ということでした。

日常的な細かいことで感謝することはあっても、「産んでくれたことの感謝」という、存在そのものへの感謝について伝えたことは、私ももちろん初めてのことでした。

その後の私と母は、お互いを尊重し合いながらコミュニケーションがとれているように感じています。人の生き方やあり方、子育てのあり方などについても話すことがあります。

私自身、過去についての一方的な意見の押し付けではなく、母親の意見をしっかりと受け入れるという姿勢をとれるようになっています。

エーリヒ・フロムは、人を愛するために必要な人間の性質として、「配慮」「尊重」「責任」「理解」の4つをあげています。今の私と母親の関係、向き合い方は、そのあり方に近くなっています。

母親とのやりとりで、私が取り戻したのは「存在していることそのものの自己価値」でした。

人の存在そのものに価値があるのは当然です。

この「ありのままの自分を愛することができる人」は、決して生きづらさを持ったり、精神病のようなものにかかることはありません。私は、自分の体験・体感を通してそう感じています。

母親とのやりとりは、私が幸せをつかみにいくためには避けては通れない、通過点のようなものでした。

振り返ってみれば、電話でのやりとりを通して関係性をつくる以前、つまり過去の私と母とのこころの距離はとても離れていたことに気づかされます。

第3章 「こころの鏡の法則」で幸せをつかむ

――「本当の自分」の育て方

「こころの鏡」をいつも意識する

Mirror of the heart 26

私たちの身のまわりには、いつも何かが起こっています。いつも変化していて、一瞬たりとも同じであることはありません。

西洋では万物流転《ばんぶつるてん》、東洋では仏教の無常などと表現されます。たとえば人間の身体にしても、腎臓などは、遅くとも1年で細胞が新しいものにすっかり入れ替わるのだそうです。

身近なことも、大局的なことも、世の中の変化ということに常に出会って、私たちはいい思いもしますし、いやな思いもします。感動することもありますし、さびしい思いをすることもあります。

こうした変化に対して、私たちはどうふるまったらいいのでしょうか。

私は「こころの鏡」を実践することにしています。

私たちの人生の現実、つまり身のまわりで起こっているすべてのことは、私たち自身のこころのなかを映し出している。

これが〝こころの鏡の法則〟です。

他あるいは外の問題としないで、自分の問題として、フォーカスするということです。

このことは、ここまでお話ししてきた「こころの病」の根本療法ととてもよく似ています。

私は今では、病気とは大きく離れた生き方のなかにあります。

そして、今の自分自身の生き方に「こころの鏡」はつながっていたんだなと実感しています。

《「こころの鏡」の実践方法》

【目的意識をしっかりと持つ】

「こころの鏡」の実践は、自分のすべてを許すこと、癒すために行います。そして、人生の創造主に戻るために行います。

【最初に自分の頭に落とし込む5つのポイント】

次の5つのポイントを1日1回声に出して読み、暗記するようにしてください。

1. 外部での出来事は、すべてこころのなかを映し出す鏡である
2. 周囲は敵ではない。すべては自身に何かを教えてくれる味方である
3. 人生で起きることは、すべて何かの気づきをくれるために起きる
4. 自分に解決できない問題は起きない
5. 出来事は必ず、自分のこころの波長にあったことが起きる

【日常生活での実践法】

日々、人とのつき合いや仕事をするうえで、不快な感情になる出来事が発生するときは、「こころの鏡」を実践するチャンスです。

次のような流れで、自分自身のこころと向き合ってください。

↓相手側に不平不満を投げないで、ベクトルを自分の内側（こころ）に向ける
↓不快な感情を感じた自分をそのまま受け止める
↓なぜ不快を感じたか自分に問う
↓自分のなかの禁止事項が見つかる（禁止事項を他者がやったから不快になった）
↓自分のなかの禁止事項を許す
↓同じことが起きても不快に感じなくなる（禁止事項ではなくなっているため）

これを繰り返して、自分を許し続けていくのが〝こころの鏡の法則〟の実践です。

繰り返し行うことで許容範囲が広がり、「こころの鏡」の価値が腑に落ちてきます。

本当の自分に気づけば、自分が人生の創造主であることにたどり着くはずです。

自分が創造主であるということは、身のまわりにいる他人もみなそれぞれの創造主であることに気づくということです。自己と他者を本当の意味で尊重できるタイミングは同時に起こります。

毎朝、毎昼、毎晩、常にアンテナを自分の内に向けるという意識づけを行ってください。自己の変化を許せるようになっていく自分の変化を、定期的にノートやパソコンに記録し、楽しみながら実践していきましょう。

身のまわりで起こっているすべてのことは私たち自身のこころのなかを映し出している

Mirror of the heart 27

「こころの鏡」で世界を理解する

〝こころの鏡の法則〟で、世界というものが理解できるようになります。

私が「こころの鏡」を実践してわかったことを、いくつか具体的にお話しします。

他にもたくさんあるのですが、わかりやすいと思うところを紹介します。

【傷つける言動をする人について】

人を傷つけるような言動はいけない。

これは、幼少期から最近までずっと私が自己に課していたことです。

私は、「人を傷つけるようなことを言ってはいけない」と自分自身を抑圧していました。そして、そのような発言をする人に、いつも敏感に反応してしまい大きな不快感を覚えていました。自分が禁止していることをする他人が、許せなかったのです。

私はこの抑圧を「昇華」させることにしました。「他あるいは外の問題としないで、自分の問題としてフォーカスする」ということです。

私は「人を傷つけるようなことを言ってはいけない」を、次のように書き換えてみました。

「人を傷つけることとは、自分のこころも、相手のこころも傷つけることになる。だから、自分は人を傷つけない人間でありたい」

「禁止」から「自己選択」に切り替えたのです。

「人を傷つけるようなことを言ってはいけない」は禁止事項ではなくなり、自分や他人のそういう言動をも受け入れることができるようになりました。

また、禁止していた頃には、相手の言動を受け入れて自身が我慢することしかできなかったのが、自己選択に切り替えたことで、自分を最低限に守るためには反撃も止むをえないことがわかり、強い攻撃性を向けてくる相手には、強い言動を返すことができるようになりました。

こころの病になる人は、「傷つけてはいけない」という縛りを持っている人が多いものです。だから、自分を責める方向に攻撃性が向き、こころが病むのです。

【愚痴を漏らす人について】

過去の私は、自分で努力をしていないで、すべてを外のせいにし、社会の愚痴《ぐち》などを漏らしていた人に対して大きな不快感を覚えていました。

これも「他あるいは外の問題としないで、自分の問題としてフォーカスする」ということで変わります。

どうして「愚痴を漏らす人」を不快に思うのか。それは私が私のなかに、次の規則をつくってしまっていたからでした。

「他者のせいにしてはいけない。がんばらなければならない。努力をしなければならない」

これらは、大切なことではありますが、これを規則にしたり、義務のようにしていたことで私は苦しかったのです。

そこで私は、これを次のように書き換えました。

「成長したい」

「義務感」を、成長したいからそうするという「動機」に変えたのです。

すると私は、まわりにそのような人がいたとしても、別になんとも思わなくなりました。


【精神科医療のあり方について】


過去の私は、「西洋医学の薬物療法による対症療法はダメだ」「根本療法で完全回復しないとダメだ」という考え方を強く持っていました。

「こころの鏡」の実践に立ったとき、私は「これは、私自身のこころの癒しが足りていなかったからだ」と気がつきました。

幼少期に始まった発作については、薬物療法を長年行いながらも症状は一向に整いませんでした。この事実に対する私のこころへの癒しが足りていなかったのです。こころの奥底の私が悲しんでいるだけだったのです。

私は、病気のせいにして人生から逃げていたことを、自分に対して謝りました。そして、私自身への癒しが完了したことで、自分を客観視できるようになりました。

もちろん、幸せをつかめるという視点からも、根本的に回復していく方法をおすすめします。ですが、対症療法は「症状緩和」という役割を果たしています。私のほうから、それはダメだというものではありません。

また、私は「境界線を破って介入してくる人」「ルールを守らない人」などにも不快感を覚えていました。

しかし、「こころの鏡」を実践していくと、他者に対して不快感を覚えることはほとんどなくなりました。それどころか不快を感じる要素を自身も持っていたことに気づかされました。すべては私のこころの問題だったのです。

「こころの鏡を実践する」とは、自分のなかの禁止事項・義務事項などに気づいて、それを許し、自分を癒すということです。

「こころの鏡」を実践すると、次のようなことも明確になってきます。
《自分こそが人生の主役であり、人生の創造者である。統合され、宇宙のすべてはつながっているということがわかる》
《すべては自分のあり方次第。病気なども、自分の目的のために自分がつくり出したもの》
《他者や周囲、社会は、自分の力で愛することができる》
《自分のなかの恐怖心は、自分の力で消し去ることができる》

また、スピリチュアルと呼ばれている世界に「引き寄せの法則」というものがあります。「自分の望みや、成功を強くイメージすることで、それを引き寄せて夢が叶う」という法則です。

スピリチュアル系の話は勇気を与えてくれるものが多いのですが、なかなか納得できないという人もいます。「こころの鏡」を実践していくと、こうしたことについても理解が深まります。

私は「こころの鏡」の実践を通して、自己の潜在意識を書き換え、愛を呼び覚ますことで親子関係を構築し直しました。

また、過去に何度かトラブルを起こし、何度か関係が途切れた友人もいましたが、「こころの鏡」の実践を通して、そのことを自分の問題点にフォーカスして再構築し直しました。

すべてのことを他者の問題とせず、自分の問題としてフォーカスする。そして、自分を改めながら自分や周囲を幸せに導いていく。これが「こころの鏡を実践する」ということです。

自分こそが人生の主役であり人生の創造者である

Mirror of the heart
28

「こころの鏡」を実践すると、「感謝」の念が深まる

「こころの鏡」を実践していくと、感謝するとはどういうことか、また、感謝することでどんな効果が自分のなかに生まれるかということがわかってきます。

高い「幸福感」と「こころの病」は対極の位置にあります。「こころの病」を整えるために、感謝の念を高めるということは確実に効果があります。

日頃、私が意識して感謝の念を高めていることについてお話ししましょう。

【日常の呼吸に感謝する】

あたりまえのことですが、人間は酸素を吸わなければ呼吸困難になって生きていけません。酸素は、二酸化炭素から循環させて、自然がつくり出します。この事実だけ

でも、自然への感謝と共存意識が生まれるようになります。

【日常的に使うモノに感謝する】

パソコンやコップ、ペン、箸、皿、スマホ、靴、服などあげたらきりがないのですが、これらはすべて、人が機械を動かし、作業してつくっているものです。

企画、設計、製作、運搬など、それぞれのところに多くの人の働きがあり、私のもとに届いています。日頃から不自由なくモノを使えるということは、とてもありがたいことなのです。

【両親や先祖に感謝する】

両親は、私の基礎です。そしてその両親を世に送り出した祖父母がおり、さらにその先祖たちがいます。

祖先たちの奇跡のつながりから私は誕生し、今、ここにいます。両親と先祖への感謝、敬う気持ちは当然のこころのあり方です。

【病気や怪我に感謝する】

病気や怪我は、健康的な状態から死ぬまでの間の役割を果たしているのです。

この状態を通過できなかったら、一瞬で死を迎えたかもしれないという思い。病気や怪我は、心身が発信しているＳＯＳだという認識を持つことで、感謝の念は病気や怪我に対してさえ高まります。

【こころの気づきになる人たちへ感謝する】

過去の私は、自分に不快な思いをさせる人を嫌な人として見ていました。

しかし、「こころの鏡」を実践して、他者の不快な言動は「私のなかで、私が私に許しを与えていない」ということだと気がつきました。

すべては、私に成長のきっかけを与えてくれているのです。そのことが腑に落ちてからは、人と関わることすべてに意味を見いだすことができ、すべての人に感謝できるようになりました。

もちろん、こころの癖が残っており、被害的なとらえ方になることは今でもあります。しかし、「こころの鏡」を実践すると、怒りはおさまり、感謝の念に変わります。

感謝は、がんばってするものではありません。自分や他人に、優しい生き方を実践していくことで自然に生まれてくる感情です。

そんな感情にたどり着かせてくれるのが「こころの鏡」の実践です。

私は、過去の自分と現在の自分を比べてみて、感謝の念があまりにも違うことに気づきました。

「あたりまえ」であることを「ありがとう」に変えていく——。

それだけで幸福感が圧倒的に高まり、日々の幸せにつながります。

すべての事象は自分に成長のきっかけを与えてくれている

Mirror of the heart 29

「潜在意識」を書き換える

私たちは、小さい頃に経験した出来事から、無意識のうちに「行動の自動システム」をつくりあげてしまいます。それは「こころの痛みを避けるための信念」のようなものです。

人の成長とは、「こころの痛みを避けるための信念」を乗り越え、克服していくということかもしれません。

「こころの痛みを避けるための信念」によって、逃避癖が身につきます。私には、この「逃避癖」が身についていました。

人は自分の行動を頭で正当化していかなければ、自己を保つことができません。逃避癖を持ちながら、逃避する自分を許すことができていなかった私は、どうすることもできないでいました。

そこで私は、無意識レベルで「てんかん」「依存症」「うつ」といった病気を発症させていたのです。

すると意識レベルで「病気だから仕方ない」と思うことができます。正当化して、納得がいくようになります。

意識レベルは病気であると思い込み、無意識レベルでは逃避していることを知っていました。この意識と無意識のズレが、あらゆるところで私を苦しめ、悩ませていたのです。

それは、「自分の本心がわからない」「自尊心が下がる」といったところに現れてきます。

無意識レベルの本当の自分にたどり着き、苦しかった過去を認め、癒し、許してあげることが必要でした。

そして、「逃避癖という信念」ではなく「乗り越えて成長する信念」を持つほうが自分の無意識が喜ぶことを、自分自身に伝えてあげることが必要でした。

それが、「潜在意識の書き換え」です。

小さい頃に身についてしまった、無意識の行動の自動システムを書き換えること。潜在意識を自らの手で書き換えるということが〝こころの鏡の法則〟で大切にしていることです。

※実践法は「COLUMN３」（P１７６）を参照ください。

成長とは「こころの痛みを避けるための信念」を乗り越え克服すること

Mirror of the heart
30

「知識」だけでは、どうにもできないことがある

「心の学校」グループ創始者の佐藤康行さんは、「東洋ではこころを概念的なものと考え、西洋ではこころを神経回路の作用として考えている」と言います。

そして、佐藤さんご自身は、真我再生というテーマを掲げて、「人間は記憶でできている、人間は記憶の産物だ」としています。

記憶にはいろいろなものがあります。遺伝子の記憶や、経験する出来事の記憶。

そして、潜在意識の記憶がこころの外側、外界での出来事をきっかけにして外に出てくるのが人間です。

普段は意識していなくても、たとえば会社の上司が、厳しかった父親と同じような

タイプの人であれば、それを理由に怖れてしまうというようなケースもあります。初めて会う人なのに、何となく好き、嫌いという感情が浮かび上がることもあります。

人間には「潜在意識のなかの記憶」という、膨大なデータベースがあるのです。

目の前で起こった事象をどうとらえたか、ということが人間の記憶になります。

記憶とは、そのときに写した写真のようなものです。

そのときに、自分が感じたこと、どうとらえたかということが記憶に残ります。

周囲の状況は関係ありません。自分がどうとらえたかということが記憶です。

私たちは、ネガティブなこころを克服しようとします。

ネガティブな思いが出てくるのは、自分に何かが不足しているのではないか、自分が未熟だからではないかと考えます。そして知識を詰め込んだり暗示をかけることで、ネガティブな思いを追い払おうとします。

しかし、頭だけではどうすることもできません。潜在意識に対して私たちが意識できる部分のことを顕在意識と言いますが、顕在意識で潜在意識の部分はどうすることもできないのです。

知識を詰めこむと、よけいに辛くなることもあります。内から湧き上がってくる思いを、知識や理性で蓋《ふた》をしようとするから苦しいのです。

理性で対抗しようとしても、記憶の集積である潜在意識のほうが断然強いのです。人間の脳には、何かをつかまえて「これだ」と固定化してしまう癖があります。ある一面から見るだけで、固定化してしまうのです。

たとえば、「裏切られた」と思えば、その後、延々と「裏切られた」という記憶で生きていくことになります。

そうした膨大な記憶が、周囲に起こるものごとによって引き出されます。それによって、私たちのこころは動き、言動として現れる、ということになります。

自分自身がどうとらえたかが記憶として残る

「潜在意識の書き換え」とは「記憶の書き換え」

Mirror of the heart 31

人生のすべては「記憶」で決まります。記憶とは「潜在意識」のことであり、「こころ」と言い換えることもできます。

病気を引き起こしているのも、すべてこの「記憶＝こころ」です。病気になるようなこころがあって、それが表に出てきます。

記憶（潜在意識）を変えてしまうことはできるのでしょうか。

もちろんできます。記憶は、起きた事象の事実そのものではありません。その事象によって、その人がとらえた事実ですから、変えることができるのです。

一般的には過去は変えられないと言われますが、そんなことはありません。過去を変えないと今は変わりません。今が変わらないと未来は変わりません。

過去があるのはこころのなかであり、過去が原因で今があるということは、そのこころを持ち続けている限り、未来も同じようなことが起こるということです。

だから、過去を変えないままで、未来だけを変えるのも無理なのです。

「こころの病」にならざるをえない過去、つまり記憶があるのなら、それを変えることで今のこころが変わります。

今のこころが変わることで、「こころの病」から回復します。そして、未来へ続きます。

たとえば、あなたの親が厳しく、幼少の頃、殴られたという出来事を経験したとします。

その出来事を、「親は自分を愛していなかった」として記憶に刻み込んでしまうと、恨みのこころが発生します。それが、それ以降のあなたのすべての行動になって現れるのです。

しかし、「親は自分を愛していなかった」ととらえるのは、そうとらえる要因が、すでにその人のなかにあったからなのです。

恨んでいたこころを、愛や感謝に変える、ということではありません。ここがたいへん重要なところです。

理性で考えたり学習して変えるのではなく、もともと内在する意識をただ引き出してくるだけでいいのです。

あとは自然の内に、宇宙の法則に沿った方向に動いていく。つまり「もともとがそうだったのだ」ということに気づく。すべてを愛し、すべてに愛されている自分に気づくということです。

「こころの病」は自分のこころの顕《あらわ》れです。そのこころが変われば、病という結果も変わっていきます。潜在意識を書き換えることこそが、病気を根こそぎ治療させていく方法です。

「こころの病」は、病気になるような原因と結果を繰り返してきた、ということです。であれば流れを変えて、健康になる原因と結果を書き換えていけばいいということになります。これが習慣化すれば、すべては健康へと向かっていきます。

ところが、たとえ潜在意識が変わったとしても、言動の癖というのは、少なからず残っているものです。

なので、一気に流れを変えてしまうことが大切です。マイナスの自分に戻らないところまで突き進み、二度と病気にならない領域まで習慣化していくのです。

こころには、肉体とは違って時間というものがありません。肉体が治るには時間を必要としますが、こころは瞬時に治るものです。

重要なのは、「決断は自分がする」ということです。

過去を変えないままでは未来も変わらない

「環境原因」と「根本原因」

Mirror of the heart 32

潜在意識には「主語」がありません。

だから、親に対して恨みやわだかまりがあると、結婚したときに、それを自分のパートナーに向けて吐き出してしまうというようなことがよく起こります。

ポイントは、やはり親子関係にあります。

両親から受けた愛という部分を追求していくと、現象面、つまり自分の身のまわりに起こることがどんどん変化していきます。

それを自分で掘り下げていくのは、「こころのポリープ」を発見して明らかにしていくということです。

これはあまり見たいものではありません。だから、無意識の内にそのまま放置しがちです。それがイライラや劣等感、不満、病気の症状などとして現れてきます。

掘り下げるためには、まず「環境原因」を知ることが必要です。

環境原因とは、私たちを取り巻く環境のことです。原因となる環境にめぐり会ったときに、気づいていないこと、自分のなかに眠っているもの、つまり「根本原因」が引き出されます。

根本原因を探ったら、次にその環境に出会ったときにどう感じたか、どう行動したかということを見ていきます。

たとえば夫婦関係であれば、自分の親の夫婦関係を見てきたところに環境原因があり、そこから根本原因が引き出されてくることがほとんどです。

潜在意識にある記憶が、それが記憶となった条件が揃ったときに、同じように反応してしまうということです。

根本原因は、環境が揃わなければ表には出てこないのが普通です。さらに言えば、根本原因と環境原因が揃ったところで現れたものというのは、次の根本原因になっていきます。

たとえば友人関係で恨みを持つと、潜在意識に刻み込まれます。そして時間を経て、その恨みが、「あぁ、あのときの恨みだ」とは自分では認識できないかたちとなって現れてくるのです。

根本原因と環境原因によって、私たちの前に結果が現れます。その結果は次の根本原因になります。

この積み重ねが「こころの病」だということができます。

潜在意識にある記憶が
それが記憶となった条件が揃ったときに反応する

「本当の自分」は、病気になることなど望んでいない

ここまでお読みいただき、「こころの病」には、病気と思い込むような過去の原因があり、その結果として現れてくるものであることがご理解いただけたでしょうか。

病の発症の原因になるものを取り除き、幸せや健康になるものに書き換えて、習慣化していく。そして、幸せや健康の習慣化で潜在意識レベルから「本当の自分」を呼び覚ますのです。

「本当の自分」とは、病気になるようなあなたでは決してありません。

ここからは、私が２０１３年からこれまで、幸せで健康で生きるために私のなかに刻み込んできた方法を紹介します。

【ものごとはすべて表裏一体】

ものごとをすべて、良い、悪いという二元論ではなく、表裏一体で考えることです。つまり見る角度によってどうにでもなるということです。

たとえば、「うつ病」です。

一方には、「自己の人生を歩まず逃避している」という見方もあります。

一方には、「疲れた人生に少し燃料補充するために一時的に逃避して休んでいる」という見方もあります。

私の感覚では、前者は人生をサボっているというイメージ、後者は自分の生き方を大切にして歩んでいるというイメージです。

つまり、自分のとらえ方次第で良くも、悪くもなります。

逃避術というものは、悪くとらえる人が多いようですが、とらえ方次第です。

「こころの病」になる人は、なにごとも良い・悪いの二元論で考える傾向が高いように思います。

そして、どうしても、悪いというとらえ方になり、自己否定することになります。

二元論で考えると悪いものに反応しがちです。こうしていろいろな認識や感覚が歪みやすくなっていきます。

私は「ものごとはすべて表裏一体」ということを自分のなかに落とし込めてからは、あらゆることを幸せになる方向でとらえるようにしています。

「ものごとには、良いも悪いもどっちもある。すべてはとらえ方次第」

このような中庸さは幸せに生きるうえでとても重要だと考えています。

【自己のこころと身体がなにより大切】

「こころの病」は魂の叫びです。自分自身でそれに向き合うことで解決します。

日々の食事、睡眠、運動、生活習慣に気を配ることが大切です。

最も大切なのは、こころのあり方です。そして私たちに現れる、身体も含めた現象は、私たちの過去の集積なのです。

【自己を愛することは、周囲や社会を愛すること】

自己を愛することは、そのまま周囲や社会を愛することにつながります。すべては、自分のこころを大切にすることから始まります。自己を大切に扱ってあげた分、周囲や社会も大切にできるようになるのです。

愛に目覚めると、人を喜ばせることが、自分の喜びにかわっていきます。

「こころの病」になる人は、「自己を愛する」とは逆の方向へ自己洗脳した過去を間違いなく持っています。

これをひっくり返すためには、多少強引でも自己を愛することを習慣化する必要があるでしょう。

私は毎日20分、鏡の前の自分に向けて「愛している」と伝えることを日課にしていました。そして、その半年後には大きく変化しました。

【自分こそが人生の主役】

向き合うのは外側ではなく自分の内側です。自らのこころのあり方次第で幸せであり続けることができます。

人生は誰かに与えられるものではありません。自分で選択するものです。自分がどう生きるかを選ぶのは、私たち自身にしかできません。

【自分が変わると、周囲も変わる】

過去の私もそうでしたが、苦しみ悩む人は、他者、外的要因をどうにかしようとしていることが多いものです。

しかし、あたりまえですが、他人のことはどうすることもできません。

逆に、自分が変わることはすぐにでもできます。

こころの鏡を実践していくうちに、自分が変われば面白いように周囲も変化していくことを私は体感しました。

【思考の歪みを整える】

今の自分をつくっているのは過去の自分です。過去の記憶の膨大なデータベースが今の自分をつくっています。そして、未来の自分をつくるのは今の自分です。今、自分に刻み込む記憶が未来の自分の根本原因になります。

この事実を自分のなかに落とし込んで、過去の自分の、あらゆる歪んだ思考を認めて許すということが大切です。

幸せになるための思考習慣を身につけましょう。思考が言葉を、言葉が行動を、行動が習慣を、習慣が未来をつくっていくのです。

【言葉を変えていく】

「思考の歪みを整える」と書きましたが、思考は自分の意思とは別なので難しいと思う方もいるかもしれません。

その場合は、言葉から変えてもいいのです。意思により、言葉は変えられます。

「ありがとう」「楽しい」「嬉しい」「幸せ」

そういった、自己にとって優しい言葉を何度も何度も発していきましょう。そのような言葉が潜在意識は大好きなのです。

【欲望を素直に解放する】

「こころの病」になる人が多く取り憑《つ》かれているのが、「～しなければならない」「～するべき」という思考です。この「べき思考」にとらわれていて、自分のこころの希望とはかけ離れている状態にあるのです。

こころに素直になりましょう。その素直な気持ちを解放してそれに向かって歩めば病気にはなりません。

【良いエネルギーレベルで生活する】

食事、運動、睡眠はメンタルに大きく影響します。

自分に合った食生活、運動習慣、睡眠時間を探し出すことに務めましょう。

大切なのは、自己の心身に合ったものを探し出し、習慣化するということです。

とても良いエネルギー状態で生活することができるようになれば、病気にはなりません。

【環境を大切にする】

環境とは、私たちの身のまわりということです。その一つを具体的に言えば、私たちのまわりにいる人たちということです。

今の自分や、自分の未来を信じてくれる仲間の存在はとても重要です。

自己実現している人。人生を楽しんでいる人。幸せな人。

そういう人たちの存在を大切にしましょう。

彼らは自分を信じているから、自己実現し、人生を楽しみ、幸せなのです。

そして、そういう人たちは、他者の幸せ、つまり私たちの幸せも信じることができる人です。そういう人との関係が、私たち自身の幸せへとつながります。

【不安に対する耐性を高める】

「こころの病」の要因の一つは「不安」です。不安こそが「こころの病」だと言ってもいいかもしれません。

この不安を消すことは、基本的には不可能だと考えたほうがいいでしょう。できるだけ耐性を高め、不安を感じても平気になっていくというのが解決方法です。

そのためには、脳の前頭連合野《れんごうや》を活性化させて扁桃体《へんとうたい》の不安を抑制することです。

不安の耐性を高めることは、訓練と習慣で行っていけるのです。

私の体感している「不安に対する耐性を高める3つの方法」を紹介します。

①あらゆることを主体的に、自主的に選択する
②どんな感情もジャッジせずに客観的に受け止める
③その感情を受け止め、許し、癒す（自己承認）

【両親への歪んだ認識を正す】

あらゆることは、私たちが子どもの頃の親との関係のあり方が影響しています。

ただし、それは、事実として親子関係がそうだったというのではなく、「自分が自分のこころに刻んだ」親子関係の記憶です。

親とのこころの距離の記憶は、他者との関係性につながっています。親に対して抱えているイメージが、社会での他者との関係性に影響しているのです。

問題は、実際のこころの距離にあるのではありません。

両親に対する歪んだ認識イメージを整えるだけで、他者との関係、人間関係は良い方向へと変化していきます。

【先祖とのつながりを認識する】

人間の連綿と続く長い歴史のなかにある、先祖たちとの縦の関係をしっかり認識することです。

これはまた両親に対する歪んだ認識を正すことにもつながります。

自分が今ここにいるのは両親がいたからです。両親が存在したのは、祖父、祖母の存在があったからです。

無数の先祖たちとの、奇跡のつながりを意識しましょう。縦の関係を意識すればするほど、自分はあらゆるものとつながっているという感覚を得られます。

私は毎朝、「感謝瞑想」と名づけて瞑想しながら先祖に挨拶をしています。たくさんの先祖に守られているので、こころ穏やかに一日を過ごせます。

【コミュニケーション力を高める】

コミュニケーション力を高めれば争いはなくなります。私の経験上からも、それは確かなことです。

怒りや悲しみ、抵抗の意味での沈黙は、支配のために利用されるものだということに気づきましょう。

コミュニケーションで解決できないから、感情による支配が始まるのです。また、迎合という好ましくない事態もそこから始まります。

【自分自身で道を選び、決定する】

決心、あるいは覚悟というと言い古された言葉のように聞こえます。

しかし、やはり重要なのは、決心であり覚悟なのです。

すべてのものごとが自然に流れる。不安も恐怖もない。これが、幸せという状態なのですが、「自然に流れる」とはどういうことでしょうか。

自ら進む道を選んで、自らが決めるということです。

人生の主役は自分です。自己選択能力が高まれば、自分のアンテナは、自然に、幸福になるための情報をキャッチするようになります。

【愛の歪みを整える】

「愛」とは何でしょうか。

私の場合は「愛」に対する認識の歪みがあらゆる悩みを引き起こし、苦しむことになっていました。「愛と情け」「愛と愛着」の違いを認識することで、あらゆることが変わっていきました。

「愛」については、次の章で詳しくお話ししたいと思います。


【広い視野で考える】


空間的な意味でも、時間的な意味でも、広い視野で考えることが大切です。

空高く飛ぶ鳥になったつもりで、高いところから世の中を見下ろしてみましょう。

人類が誕生したのは、およそ500万年前のこととされています。生命の誕生は約38億年前です。

長い時間軸、そして広い視野で、私たちという存在を考えてみることが大切です。


【自分は宇宙に生かされている】


「私たちは、それぞれが人生の主役である」ということを、繰り返しお話ししてきました。

しかし、これは「自分は世界の主役である」ということではありません。世界は、思い通りになるということとは違います。

自分という存在は、宇宙に生かされている一つの事象にすぎません。しかし、それは偉大なる一つの事象です。

【オリジナルの世界観を創造していく】

「こころの病」になる人はとても個性が強いものです。その個性を、自己や社会の幸せのために使っていけばいいのです。

インターネットの出現から、社会はパラレル化しています。だから、自分のオリジナルの世界観を思いっきりつくり上げていいのです。

それが自身や社会の幸せにつながる、大きな可能性を秘めているのです。

【これまでの自分を常に疑う】

自分をどんどんアップデートしていきましょう。

アップデートするということは、必要のない古い自分を捨て去り、幸せな新しい自分に生まれ変わるということです。

これを続けることが「幸せの追求」ということです。「成長」と言い換えることもできるでしょう。この成長欲求は誰にでもある強い欲求です。

以上が、私が本当の自分に戻るために刻んできた内容です。

知識としては誰でも知っていることばかりではないでしょうか。しかし、潜在意識レベルへの落とし込みには「こころの鏡」を実践し、習慣化する必要があります。大切なのは自身の体感を通して腑に落とすことです。

ぜひ今日から〝こころの鏡の法則〟を試してみてください。

自己選択能力が高まれば自分のアンテナが自然と幸せの情報をキャッチする

潜在意識を書き換える「コア覚醒プロセス」

「コア覚醒プロセス」は、病の発症の原因になるものを取り除き、幸せや健康となるものに換えて、習慣化していく、その手順です。健康と幸せの追求を習慣化することで、潜在意識レベルから「本当の自分」が呼び覚まされていきます。

次の1～4をランダムに、日常的に繰り返し行っていくことで、人はこころの病から解きはなたれていきます。

1．幸せになることを、自分と約束する

ここがいちばんの基礎であり、これができたらほぼリカバリー成功です。「幸せに

なるという決心」「自己の人生から逃げない覚悟」「前進していく勇気」を持つのです。

これまでの過去が現在のあなたをつくっています。マイナスな環境、あり方、生き方、考え方、行動、思考、あらゆることを見直しましょう。自分が一八〇度変わることになることになるかもしれません。それを決心します。

これは、自己否定することとはまったく違います。このコミットメントが強い人ほど圧倒的に回復します。

2. 潜在意識に抑圧された怒りをすべて出し切る

本来、すべての人のこころのなかは愛で溢れています。生きづらさ、悩みに出会うのは、たいていが過去に抑圧したことが潜在意識に落とし込まれ「怒り」となってへばりつき、愛のこころを覆い隠してしまっているからです。

この怒りをすべて剥《は》がしていき、潜在意識の愛を呼び覚ましましょう。

①両親との間に境界線を引く

②両親に対する憎しみ、恨みを文字でも言葉でもどんなかたちでもいいので出し切る。感情から放出する

③両親への感謝の思いを文字や言葉や感情で表していく

この3点を「憎しみ恨みの放出」と「感謝の念の呼び覚まし」、そして「自分のなかの愛」にたどり着くまで繰り返すのです。

3. 負の習慣を洗い出し、幸せな習慣に変えていく

●負の生活習慣を正の生活習慣へ転換する

人間はロボットとは違うため、どのような食事、睡眠、運動のバランスが良いかの答えは、自分しかわかりません。自分にあったベストな生活習慣を身につけましょう。

私の今の食事は一日1・5食から2食です。3食を食べていたときより、身体の調子もいいし、集中力も保てています。

夜寝て、朝起きる生活が基本です。ベストな時間に睡眠できなかった日は思考がネ

ガティブになったり、気分の上下があったり、身体が疲れたりします。自身の心身を、上手に保てるような生活習慣を探し出してください。

●「べき」思考を洗い出して、「〜したい」へ転換する

自分のこころをいちばん大切にするという、人間のあり方の基本的スタイルを習慣化しましょう。

社会常識や周囲からの見られ方などを気にしすぎると、自身に優しくない思考や言動に陥りがちな「〜しなければならない。〜するべき」にとらわれ、負の習慣として定着してしまいます。こころが喜ばない行いは、ほぼ負の行動と思っていいでしょう。「〜べき」という思考ではなく、「〜したい」というこころの声をどこまでも繰り返し呼び覚まします。こころを大切にするということを習慣化させるのです。

●二元論の価値観を一元論へ転換する

ものごとを、良いと悪い、好きと嫌い、100点と0点、白と黒、正義と悪のように二元論でとらえることをやめましょう。

良いものもあれば悪いものもある。世の中の出来事やものごとは基本的に悪いものはない。すべて、見る角度によってどうにでもなるのです。

自身のことを二元論でとらえるから、悪いという判断をすることで自己否定が起こり、こころの病を引き起こすことになります。

「ものごとには良いも悪いもどっちもある。すべてとらえ方次第」という中庸さを身につけることで自己否定はなくなっていきます。

●原因追求型の脳の習慣を未来志向型の脳へ転換する

こころの病になる人は、問題が起こったときに「なぜ、なんで、どうして」にとらわれやすく、さらにそこで停滞します。健康的な人は問題発生後、原因追求からいち早く問題解決思考が働き始めます。この問題解決思考を習慣化させていき、問題が発生した状況で停滞しない脳のネットワークをつくり上げるのです。積極的に未来へ向かう心構えの繰り返しが、未来志向型の脳のネットワークをつくります。

4．客観性の取り戻し。さらなる幸せの追求

●自己愛を取り戻す

こころの病は自己を責めることで発生します。間違えたことをした場合は、それを振り返り、同じ過ちをしない未来へ進むことが生産的なやり方であり、自他ともに責めるという行為は必要ありません。

こころの病になる自己を責めるという行為は生産的でなく、自己のことを愛することができていないということです。

自己を愛することができない人は、他者や社会を本当の意味で愛することができません。自己愛を取り戻すことが必要です。

●精神病に対する認識を変える

「病気ではない、こころのあり方でどうにでもなる」という世界観を腑に落とせば、病気として現れることはなくなります。

また、家族の問題にも向き合いましょう。家族のうちの一人だけ、いちばん優しく弱い立場の人が、精神病やこころの病の症状を出して犠牲になっています。精神病者が現れる家族は、必ずといっていいほど縦の関係が築かれています。

本来、家族関係は対等に尊重し合う横の関係であることのほうが自然です。横の関係を一つひとつつくり直すのです。

●意識のレベルを認識する

世界には存在する人の数だけ世界観があり、すべての人は自分の色眼鏡で世界を見ています。あなたの世界は意識の世界であり、地球という物理空間で他者と関わったり、情報交換したりして生活しているだけです。

自分という存在を、自分が操縦するような意識を持って生きましょう。私を見守る私をつくることで、あらゆることを客観的にとらえやすくなります。そうすると、感情の変化をとらえやすくなり、自他の境界線などが引きやすくなります。

●攻撃性の正体を知る

こころの病の本質を知ることが大切です。

こころの病は、こころの葛藤を先延ばしにすることで、自己を責めて症状として現れます。これは、いじめ、ハラスメント、ＤＶ、他者への暴言、殺人などと本質は同じです。

攻撃性のベクトルが、自己を向いているか、他者を向いているかの違いであり、すべてがこころの葛藤処理を行っていない状態からなるものです。一部は病気で、一部は犯罪という分け方が本質を見分けづらくさせています。

●両親への認識の歪みを整える

こころの病になる人は、ほぼすべて両親への歪んだ認識を持ってしまっています。本来、両親や先祖には感謝以外ありません。この世に命の連鎖で存在させていただいたこと、これのみで感謝です。愛されなかったというのは歪んだ認知です。

育っていく過程で両親に対する記憶が歪んでいきます。そして、父親、母親に対して抱えているイメージが歪んでいるほど、社会で他者との関係性で支障となり現れます。

両親に対する憎しみ、恨みをすべて昇華させ、すべては愛であったことを認識することです。そして、感謝にたどり着くことです。両親への歪んだ認識が整うと〝外〟で問題は起こりません。

同時にその先の、長く続く先祖すべてにも感謝の念が届き、先祖からの無限のつながりを得られます。

最終章

「こころの鏡の法則」、そして「愛」へ

——愛のエネルギーを高める考え方

「愛とは何か」を考える

Mirror of the heart 34

ここまで、本来の自分になり、そして幸せを追求するための「こころの鏡の法則」についてお話をしてきました。

幸せとは何でしょうか。それは、あらゆることに「愛」を感じ、あらゆることを「愛」して生きることに他なりません。

では、「愛」とはいったい何でしょうか。この質問に答えるのはたいへん難しいと思います。

「愛」とは何か――古今東西、今昔の人たちが繰り返し考えてきたテーマです。

そのなかに、エーリヒ・フロムが１９５６年に書いた『愛するということ』という名著があります。

フロムはそのなかで次のように言っています。

「愛とは、愛するものの生命と成長を積極的に気にかけること。この積極的な配慮のないところには愛はない。

愛の本質は何かのために働くこと、育てること。人は何かのために働いたら、その何かを愛し、愛するもののために働く」

自分のためではなく人のため、他者のための行動が「愛」です。

そして、与えることとは人間の生命力の表現です。もらうことより、はるかに喜ばしいことです。幸福感とはこのことです。

愛については、愛をたくさん持っている人が豊かなのではありません、たくさん与えることができる人が豊かな人です。愛をひたすら溜め込むのは、逆に心理的に貧しいことだと言えるでしょう。

自分にとっていちばん大切なもの、自分の生命を与えることができるのが、「愛」

です。

自分のなかに息づいているもの、喜びや興味、理解、知識、ユーモア、悲しみなど、ありとあらゆる表現を与えるのが「愛する」ということです。

他人を豊かにすると、自分のなかにある生命感が高まります。自分も他人も、共に育っていきます。

自分が与えることで他人に何かが生まれる。そしてその他人も他の人に与え、やがてそれが自分に跳ね返ってくるそれが愛というものです。

愛は愛を生んでいきます。

他人を豊かにすると自分のなかにある生命感が高まる

Mirror of the heart
35

「特定の人への愛」は本物の〝愛〟ではない

「愛」とは、世界全体に対して、私たちがどう関わるかを決定する態度と性格の方向性のことです。

したがって特定の人への愛は、自己中心主義が拡大されたものにすぎません。

世間一般の常識では、特定の対象や人を愛することを「愛」と呼ぶことが多く、混同されがちです。

そして、特定の対象をどれだけ愛しているかが、愛の強さだと思われてもいるようです。

一人の人を本当に愛するとは、すべての人を愛するということです。世界を愛し、生命そのものを愛するということです。

自分自身のことを考えてみましょう。

誰かに「あなたを愛している」と言っている自身の姿を想像してみてください。

このとき、「ひとりの相手を通して、すべての人を、そして世界を愛している」ということを実感として理解できるでしょうか。

理解できたとすれば、それはあなたが成熟している証拠です。


愛は、決意であり、決断であり、約束です。

愛は、恋のような単なる感情ではありません。

自分を愛することと、他人を愛することは、別々にはできない不可分の関係にあります。他人に対する態度と自分自身に対する態度は、基本的には連結しているのだということを忘れないようにしましょう。

愛とは、相手に配慮し、相手を尊重し、責任を持って、相手を理解したうえで、愛する人の成長と幸福を積極的に求めることです。どれだけ能動的に、積極的にこれをできるかが、自分自身の愛する能力ということになります。

誰かを愛するということは、あなたが持つ愛する能力を集中して、それを実現することです。一人の人間を愛するということは、すべての人、そして人間そのものを愛することでもあるのです。

そして、自分自身の人生、幸福、成長、自由を肯定することは、自分を愛するということです。

これもまた、自分の持っている愛する能力に根ざしています。

自分を愛すること、そして他人を愛することは、世界を愛することにつながっています。

自分中心、利己主義の態度でいることは、他人に対する、純粋な関心を排除するということです。

自分中心、利己主義の人は、自分自身にしか関心がありません。与えることには喜びを感じず、もらうことにしか喜びを感じません。

自分中心、利己主義の人は、外の世界を、「自分はそこから何を得られるか」の観点だけで見ます。他人は何を求めているか、ということに対する関心も、他人の尊厳も、相手の個性に対する尊敬の念も持つことはありません。

言い方を変えれば、自分中心、利己主義の人は、自分に対する愛が足りていないのです。だから自分しか見えません。自分を憎んでいるという言い方もできます。

このことは、実は人生に対する生産性の欠如に他なりません。空虚感と欲求不満から抜け出すことができないから、自分を愛せないのです。

自分で意味を与えない限り、人生には意味がありません。人は、他人を助けない限りまったくの孤独なのです。

自分を愛することは他人を愛すること 全世界のすべての人間を愛することに繋がっている

Mirror of the heart
36

「怖れ」を手ばなすと〝愛〟が現れる

本書もいよいよ終わりに近づいてきました。最後に、怖れを否定するのではなく手ばなす。自分の責任でこころの姿勢を選び取っていくことでこころに平和をもたらす。このことについて、アティテューディナル・ヒーリングの創始者ジェラルド・G・ジャンポルスキーの著書『愛とは、怖れを手ばなすこと』を参考に、いくつかお話をしておきたいと思います。

怖れは、常に私たちの見方を歪めて、何が起きているのかを正しく判断できなくします。

「愛」とは、ひとかけらの怖れも存在しない状態のことです。こころの安らぎを唯一の目標にすることです。

こころの安らぎは、怖れを手ばなすこと、つまり、許すことから始まります。ジャンポルスキーは、その原則を次のように整理しています。

・こころの安らぎが唯一の目標
・許しは唯一の手段であり、目標のための方法
・許しを通し、他者も自分も誰も罪のない人だと知ることができる
・裁くのをやめ、過去を未来に投影するのをやめ、今という時のなかで生きるとき、怖れを手ばなすことができる
・内なる直観の声からの指示を受け入れることを学ぶことができる
・内なる声は人生の方向性を示すだけでなく、必要なことを達成する手段を与えてくれる
・自分が何を考え、どんなふうに感じるかを決める選択権がある
・こころの再訓練を通して、ポジティブで活発な想像力を使えるようになる。ポジティブで愛のこもった映画をこころのなかでつくれるようになる

多くの人が「愛」を経験できずにいます。過去から引きずっている怖れが、愛を「与える」「受け取る」能力を妨害しています。

怖れと愛を同時に経験することはできません。怖れではなく、愛を選び続けることで、人との関わりの性質や本質を変えることができ、安らぎを得ることができます。

今必要なものは、誰もがすでに持っている。このことを認識する必要があります。相手は、不足しているのではありません。そう思うのは大きな勘違いです。

不足の考え方に立つと、望むものを手にできたら相手を愛し、手にできなかったら相手を憎むということになります。これは取り引きにすぎません。愛ではないのです。取り引きの先にあるものは、葛藤と苦悩だけです。

与えるということは、何も期待せず、一切の境界線を設けず、無条件に自分の愛を差し出すということです。

与えることに専念し、相手から何かを手に入れようとか、相手を変えようなどという願望を捨てたときにこそ、こころの安らぎが訪れます。

ジャンポルスキーは、次の5つの質問に答えて、こころを再訓練しようと言っています。

・こころの安らぎを選ぶのか。葛藤を経験することを選ぶのか
・愛と怖れ、どちらを経験することを選ぶのか
・愛を見つける人、欠点を見つける人、どちらになることを選ぶのか
・愛を与える人、愛を求める人、どちらになることを選ぶのか
・この言動は、愛のあるものだろうか

どのようなこころの状態でいるかは、自分の責任です。

安らぎと葛藤のどちらを経験するかは、まわりの人や状況に対する私たちの見方次第です。つまり、愛に値するものと見るか、自分の怖れを正当化するものとして見るか、自分自身が、自分の責任で決めるのです。

この世に存在する唯一の現実は愛です。日々の許しのなかで、自分のなかにも相手のなかにも愛だけを見いだし、他に何も見ないようにすることができます。

怖れに満ちた、過去の色眼鏡を外しましょう。

愛の真実は永遠に存在するということと、愛だけを感じ取れば幸福を体験できるということがわかり始めます。

自分の役目は、許すことだけだと考えましょう。

許す行為に、意識を注ぎましょう。

絶えず自分から進んで許しを実践しようとすれば、私たちは解放されて、自由になります。

許しとは、自分が気に入らない相手の言動を我慢したり、大目に見ることではありません。

自分が、「相手は自分を傷つけた、自分は傷つけられた」という誤った解釈を正すことです。

許さないこころは、混乱し、怯え、怖れに満ちています。

許さないこころは、自分が他人を見る目は間違いないと思っています。自分の怒りは正当で、人を裁いて有罪とする判断力があり、そうすることは正しいと自信を持っています。

許さないこころは、葛藤と、自分は正しいという考えを糧《かて》に成長し、内なる安らぎを敵だと見なします。

与えるということは無条件に自分の愛を差し出すこと

裁かないこと――
それが〝愛〟

Mirror of the heart
37

無条件の愛を経験するには、「評価したがる自分」を捨て去ることです。

自分自身と他の人に向けられた、「私はありのままのあなたを無条件に愛し、受け入れます」という力強い内なる声に耳を傾けることです。

他人を裁かないことは、怖れを手ばなし、愛を感じる方法の一つです。それも重要な一つです。

他人を無条件に受け入れて、相手を変えるなどとは望まないということを学んだとき、実は私たちは、同時に、自分自身を受け入れることを学んでいます。

私たちが考えること、言うこと、することは、すべてブーメランのように自分に跳ね返ってくるのです。

人を裁くことをやめて、愛だけを外に送り出す。
するど、愛だけが戻ってくるのです。

会う人、あるいはこころに思い浮かぶ人すべての人に対して、非難しない、裁かないと決めましょう。そうするように努力しましょう。

会う人、こころに思い浮かぶ人すべてを、愛を差し出している人、あるいは怖れにさいなまれて助けを求めている、つまり愛を求めている人だと見なすのです。

「自分の怒りや不満が正当だと証明できれば、こころの安らぎが訪れる」というのは、思い込みであり勘違いです。
「怒りや攻撃が、こころの安らぎをもたらすことはない」と、訂正する必要があります。

起こることすべてを、裁くことなく見わたしましょう。
怖れの代わりに愛を体験する機会を見つけ出して、自分自身に与えましょう。

いくつもの目標を掲げると、そこでまたこころの葛藤が始まります。
安らぎという、ただ一つの目標を選び続けることが大切です。
許しを実践して、お互いを、そして自分自身を非のない存在と見なすのです。
つまり、現在という時を愛情を込めて見つめるのです。
そこには、永遠に真実であり続ける知恵だけがあります。
常に自己変容の過程に身を置きましょう。

私たちは、宇宙において、みな一つの自我としてつながっています。
私たちが放つまばゆい愛の光で、世界を煌々《こうこう》と照らしています。
そのことに気づきましょう。
私たちの存在の本質は「愛」です。
したがって、私たちは世界を照らす光なのだという事実に目覚めましょう。

許しとは、「私はもう、自分を痛めつけることはしない」と決心することに他なりません。

「苦しまない」ということを決意するということです。

それは裁きのこころを捨てる決意です。他人と自分を傷つけるのをやめる決意です。怒りと怖れの循環を断ち切る決意です。

そしてそれは、「幸せになる」という決意です。

許しとは「苦しまない」ということ
そして「幸せになる」という決意

エピローグ～自分らしく、幸せになるために

「自分らしく、幸せになりましょう」――今、私がいちばん伝えたいことです。

幸せになるには「自己を信頼できる状態」であることが重要です。

自己信頼とは、自分のこころを大切にした生き方をして生まれてくるもの。

こころを大切にするためには、自分のこころに敏感になり、こころを知ること。

自分のこころを知るためには、潜在意識レベルから自己とつながること。

潜在意識とつながるためには、本当の自分に戻ること。

本当の自分に戻ることで、病気は治り、あらゆる日常での問題はなくなっていくはずです。

そして、本当の自分に戻るには、価値観、思い込み、あり方、考え方などを削ぎ落とす。自身の幸せに必要ないものを、削ぎ落として幸せに戻るのです。

私は、あらゆるものを削ぎ落としながら幸せになっていく私自身を、どんどん愛せるようになっています。同時に、周囲の仲間たちのことも愛せるようになっていきます。このように、すべては共鳴しており、自己を愛するものからどんどん幸せの伝播《でんぱ》が起こっていくのです。

誰であっても、その人自身が人生の主役です。

究極のところを言えば、自分の内面以外は何も見なくてもいい。外の世界は投影です。すべて自分自身の内面を現しているだけです。

自分が本当の意味で幸せなら、周囲にいる人たちも幸せです。宇宙はすべてつながっているのです。

世界で起きている問題は、その地域の人々だけの問題ではありません。すべては、私たち一人ひとりに問題があるのです。

自分自身のあり方や生き方を改めることでしか、問題解決にはなりません。したがって、言い方を変えれば、自分自身の問題であるなら「解決も簡単だ」ということです。こうしたことを腑に落とすことができれば、私たちの生き方はとてもシンプルなものになると思います。

私はこれからも、私自身、常に自己を改めながら、内面に向き合うことを続け、幸せになります。私のなかの「愛」のエネルギーを高め、自己を愛し、周囲を愛し、社会を愛することで自分や周囲を幸せにしていきたいと思います。

＊

最後になりましたが、これまで出版に関わってくださったみなさんに感謝いたします。

この本を出版しようと動き出したのは約3年前でした。その頃の私はまだまだ自分の内に答えがあることに気づかず、社会を変えるために、あるいは自己顕示欲を満たすために本を書いてみようと思いました。

そんな私を温かい目で見守りながら、出版まで導いてくださったフローラル出版の皆さん。本当にありがとうございました。私のこころが内側にフォーカスできたタイミングで出版できたのも、何か目に見えない強い力があったように感じます。

そして、両親にも感謝します。

潜在意識で振り返れば、私自身が愛情飢餓状態であっただけでした。それを、過去の両親の愛情不足と責任転嫁していた私は親不孝者でした。今では、すべてが両親の愛であったことに気づくことができています。ありがとう。

この本が、少しでも悩みを抱える方の幸せをつかむきっかけやヒントになれば幸いです。

令和2年11月吉日

畔津大輔

『「こころの鏡の法則」こころのリカバリーセンター』では、皆さんからの悩み相談を受け付けています。お気軽に公式ＬＩＮＥにご登録ください。

当センターは、皆さんとともに「本当の自分」に気づいて、「自分らしく」生きるための情報を発信しています。まずはＱＲコードからご登録ください。

畔津大輔（あぜつ・だいすけ）

1986年生まれ、大分市出身。「こころの鏡の法則」こころリカバリーセンター所長。
自身の病（てんかん、依存、うつ）の経験を通して、2013年から、こころの病のリカバリーに取り組む。自己内観を実践し、支援者、カウンセラー 、講演家として、こころの病の根本を追求。2019年に病状の整え方から、こころの問題を消し去る方法にたどり着く。こころの病そのものがなくなるよう「こころのあり方」を拡散中。

「本当の自分」に気づいて、「自分らしく」生きるための
こころの鏡の法則

2020年11月30日　初版第1刷発行

著　　者　畔津大輔
発 行 人　津嶋　栄
発　　行　株式会社フローラル出版
〒163-0649　東京都新宿区西新宿1-25-1
新宿センタービル49F ＋OURS内
TEL：03-4546-1633（代表）
TEL：03-6709-8382（注文窓口）
注文用FAX：03-6709-8873
メールアドレス：order@floralpublish.com

出版プロデュース　株式会社日本経営センター
出版マーケティング　株式会社BRC
D T P　株式会社三協美術
印刷・製本　株式会社光邦

ISBN978-4-910017-07-5 C2011